Das Weltbild des Arztes und die moderne Physik

Ein Ausgleich alter Widersprüche

Von

Dr. Gustav von Bergmann

Ordentl. Professor der Inneren Medizin
und Direktor der II. Med. Univ.-Klinik Berlin

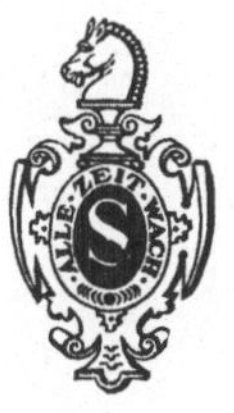

Berlin
Springer-Verlag
1943

ISBN 978-3-642-49494-9   ISBN 978-3-642-49780-3 (eBook)
DOI 10.1007/978-3-642-49780-3

AUGUST BIER

dem hippokratischen Arzt,

dem Kämpfer für Herakleitos,

der die Natur in Klinik und Wald erschaut hat,

als dem Achtzigjährigen

gewidmet.

Vorwort.

Ist wirklich unser ganzes Leben vorausbestimmtes, unentrinnbares Schicksal? Oder gibt es außer der mechanischen naturwissenschaftlichen Vorstellung der Welt noch eine andere Wirklichkeit, ohne daß ein unlösbarer Konflikt beider Anschauungsweisen besteht, die im Grunde jeden Menschen, den naiven wie den gelehrtesten, angehen.

Der Widerspruch besteht, daß wir uns in unserem Denken und Handeln frei fühlen und damit eine Verantwortung tragen, auch wenn wir von unserem erbbedingten Charakter und von unserem Erleben beeinflußt sind, aber doch nicht unentrinnbar an diese uns versklavt scheinen. Andererseits lehrt die klassische gesamte Naturwissenschaft, daß ganz wie in der klassischen Physik eine strenge, nirgends durchbrochene Kausalität uns beherrscht. Dieser Widerspruch hat mich seit meiner Jugend nie zur Ruhe kommen lassen.

Das Weltbild des Arztes mußte seit dem Altertum an der Heilbestrebung des Organismus festhalten und mußte an die rettende Tat im ärztlichen Berufe glauben. Die klassische Physik schon im Altertum, aber noch weit bewußter seit der Renaissance, lehrt dogmatisch den mechanischen Ablauf allen Geschehens unter der absoluten Herrschaft des Kausalgesetzes.

Immer, wenn ich mich wissenschaftlich zu äußern hatte, bin ich dem Weltbild des Arztes gefolgt, das soll gerade diese Schrift aufzeigen. Seit aber einige Physiker von der „klassischen" Physik zu einer „modernen" Physik übergegangen sind, scheint zum erstenmal das fast zweieinhalb Jahrtausende während Rätsel lösbar.

Diese Abhandlung will den Beweis führen, daß, ehe ich von der Wandlung zum Weltbild der modernen Physik etwas wußte, für mich die Einsicht bestand, daß aus der Wahrnehmung der Welt wir als Subjekt nicht eliminiert werden können. Deshalb besteht der zweite Teil dieser Abhandlung aus den beiden letzten Kapiteln meiner „Funktionellen Pathologie", die vor mehr als zehn Jahren erschienen ist. Diese beiden Kapitel mit erheblichen Kürzungen und einigen Textänderungen sind hier als Abschnitt III und IV wieder zum Abdruck gebracht.

Der erste Teil (Abschnitt I und II) umfaßt großenteils das, was die Wandlung zum Weltbild des modernen Physikers für das ärztliche Denken und die medizinische Forschung uns lehren kann. Es war deshalb notwendig, daß jene modernen Physiker als Zeugen viel zitiert wurden und daß Wiederholungen sich finden, ja manches nicht ganz gleichartig ausgedrückt ist, denn der zweite Teil ist schon 1930—32 verfaßt und durfte doch nicht wesentlich geändert werden, weil er gerade erweisen sollte, daß Verwandtes, von einem Kliniker gedacht, später erst, aber präziser und überzeugender, unabhängig davon moderne Physiker erfaßt haben. Was wir an einer Symphonie schätzen, daß nämlich die Leitmotive sich in abgewandelter Form oft wiederholen, sollte auch eine Berechtigung haben, wenn ein altes Ringen um eine geistige Harmonie sich neu durchsetzt. Ich wollte deshalb auch nicht mein ärztliches Denken und die Beispiele medizinischer Probleme ausschalten und hoffe dennoch, daß auch der nicht medizinisch geschulte, naturwissenschaftlich, vielleicht auch ein philosophisch gebildeter Leser nicht allzusehr gestört wird, wenn ich ihm immer wieder als Arzt erscheine, der ich nun einmal bin.

VI

Es scheinen alte unüberbrückbare Widersprüche zum Ausgleich zu kommen, weil ein Weltbild sich jetzt gestaltet, in dem Platz ist für Gefühle, Leidenschaften und Triebe, ebenso für geistige Vorgänge, ja für das Bewußtsein und alle seelischen Qualitäten, mit denen die klassische Physik und die ihr hörige Naturwissenschaft wenig oder garnichts anzufangen wußten, während das Weltbild des Arztes diese unmittelbaren Phänomene der subjektiven Wahrnehmung nie entbehren konnte, mag es ihm bewußt geworden sein, oder er es mit Leidenschaft bestritten haben, stolz auf sein physikalisch-naturwissenschaftliches Fundament.

Es ist mir ein seelisches Bedürfnis gerade meinem Fakultäts-Kollegen AUGUST BIER diese Schrift zu widmen, weil er aus anschaulicher Erfahrung Vorkämpfer ist jener Biologie, die zum Weltbild des hippokratischen Arztes gehört.

Berlin, im Juni 1943.

G. VON BERGMANN.

Inhalt

Einleitung: Die Vorstellung einer mechanistisch, kausal-
determinierten Welt vom Altertum zur Gegenwart . .   1

I.   Subjekt und Objekt in Medizin und Naturwissenschaft   11

II.   Von einer Wirklichkeit sinnvoller Zusammenhänge 60

III. Kausale und finale Betrachtungsweise — Regulationen   73

IV.   Psychophysische Verhaltungsweisen 118

Schluß 151

Einleitung:
Die Vorstellung einer mechanistisch, kausal-determinierten Welt vom Altertum zur Gegenwart.

Wenn aus den ersten Wahrnehmungen unserer Kinderzeit, indem wir heranwachsen, die Erfahrung sich häuft, verknüpfen wir die zunächst getrennten Wahrnehmungen, die von unseren Sinnesorganen kommen, zu einer Zusammengehörigkeit, so daß eine Welt ganz außerhalb von uns sich aufzutun scheint, die im Raume dasteht, wobei die wahrgenommenen Veränderungen in der Zeit ablaufen und alles, was zeitlich vorausgeht, von uns so aufgefaßt wird, als wenn es das Folgende bedingt. Wir konstruieren also aus unserem Wahrnehmungsmaterial eine Welt der Dinge, eine Welt der Objekte, die wir als „reale Außenwelt" auffassen, und haben damit entsprechend der Organisation unseres heranwachsenden Verstandes und unserer sich mehrenden Erfahrung eine Welt errichtet, in der wir meinen, daß sich die Abläufe in Zeit und Raum, geordnet nach Ursache und Wirkung vollziehen. Man kann dieses Weltbild als das naiv-unbefangene bezeichnen, mag es im schlichten Denken und Wahrnehmen jedes Menschen sich äußern, oder als eine reale Außenwelt bewußt gedacht werden. Ist man nicht naiv und problemlos, wird man zur Frage gedrängt, wie diese Trennung zwischen den Objekten und dem Ich als Subjekt tragbar ist?

Schon in der antiken Welt haben die Ägypter, die sich, vom

Sternenhimmel angeregt, mit Astronomie beschäftigt haben, weit vielseitiger aber die Griechen des Altertums mit den Fragen befaßt, wie man von jenem naiven Weltbilde aus im Erkennen weiterkommen kann, und sind zu Entdeckungen gekommen, die von den wahrgenommenen Objekten der Außenwelt abgeleitet zu gesetzmäßigen Zusammenhängen führten. Aus der Wissenschaft über die Natur kam man **oft** in Ableitungen und Abstraktionen hinein, mit denen sich nun die Wissenden durch Symbole der Zahl und der geometrischen Figuren leichter verständigen konnten als mit der so oft verwirrenden naiven Anschauung der Dinge. Durch Beobachtung von dem, was am Himmelsgewölbe wahrgenommen wurde, von Sonne, Mond, unseren Planeten und den Fixsternen mit den Figuren der Sternenbilder und den Bewegungen des Sternenhimmels begann die Astronomie als Wissenschaft. Zur selben Zeit fand das antike griechische Denken eine ganze Fülle von Feststellungen, die durch Zählen, Messen und Wägen einer Berechnung zugänglich waren. So als Archimedes gefunden haben soll, daß eine goldene Krone, die er in einen Wasserbehälter tauchte, um so viel leichter wurde, als die Wassermenge wiegt, die durch die Krone verdrängt wurde. Die praktische Konsequenz wurde bekanntlich gezogen für die Wasserverdrängung bei Schiffen, **seither** kommt es **vielfach** für die Berechnung auf die Bestimmung des spezifischen Gewichtes an. Erst in der Blütezeit der Renaissance hat GALILEO GALILEI sich eine hohle Holzkugel verfertigt, die auf dem Wasser schwamm, indem nur ein Teil der Kugel unter dem Wasserspiegel eintauchte. Als er dann die Kugel anbohrte und Eisenstaub zur Vermehrung des Gewichtes hineintat, ließ sich die Kugel von ihm so füllen, daß sie in jeder Höhenlage, die man ihr im Wasser gab, stehenblieb, weil ihr Gewicht nun genau der Wassermenge entsprach, welche durch die untergetauchte Kugel verdrängt wurde. Wäre die Kugel leichter gewesen, wäre sie noch geschwommen, und bei höherem Gewicht wäre sie zu Boden gesunken. Das spezifische Gewicht nicht nur von festen Körpern, auch Flüssigkeiten und gasförmigen Stoffen spielt **bekanntlich**, durch eine präzise Zahl bestimmbar, eine große Rolle und bedeutet in den Gebieten der Physik und Chemie entscheidend viel. Das sei nur angeführt als ein Beispiel für unendlich viele andere, wie die Abstraktion vom Verhalten lebloser Dinge zum Erkennen gesetzmäßiger Abläufe geführt hat. Wir denken etwa noch an die Ableitung der Fallgesetze durch GALILEI, die er am schiefen Turm von Pisa demonstrierte. Das Ideal aller Feststellungen in der Mechanik, ja in der Physik überhaupt, wie in der Chemie ist es, durch Maß und Zahl die Fülle der Beobachtungen zu meistern, und darin ist die Anwendung der quantitativen Betrachtung aus der Erfahrung mit einbegriffen in jenem Wissensstoff, der sich immer gewaltiger entwickelt hat, der mit großer Exaktheit, mit einer geradezu gesetzmäßigen Präzision immer gestattet hat, Experimente auszuführen, die bei gleicher Versuchsanordnung stets zum selben Resultat führen müssen.

Als letzte Abstraktion aus der Erfahrung entstand die reine Mathematik als Vollendung aus der Erfahrung, die schließlich nur noch mit den abstrakten Begriffen der Zahl — Algebra —, der Formen — Geometrie — sich vom Konkreten löste und weit über diesen Beginn hinaus zu einem genialen Lehrgebäude geworden ist.

Auch hier liegen die Anfänge, ja entscheidende Ergebnisse schon in der antiken Welt, man denke an die euklidische Geometrie. Das gesamte Wissen jener antiken Welt des Griechentums, soweit es damals zusammenzufassen war, ist namentlich von ARISTOTELES dargestellt, seine Schriften wurden noch im Mittelalter geradezu göttlichen Offenbarungen gleichgesetzt. Wer es wagte, über die Lehrsätze des ARISTO-

TELES hinauszugehen oder einzelne Zweifel zu äußern, wurde
von der kirchlichen Inquisition verfolgt.

Trotz dieser Erstarrung wie durch kirchliche Dogmen beginnt jene eigentümliche Wiedergeburt der antiken geistigen
Kultur nach etwa zweitausend Jahren, die wir als Renaissance
bezeichnen; sie führt zu einer Neubelebung der Naturwissenschaften, man spricht, indem man GALILEI meint, geradezu
von der toskanischen Physik, während zu gleicher Zeit KO-
PERNIKUS in Königsberg und KEPLER in Prag das physika-
lisch-astronomische Weltbild schufen. Sie kamen mit den
objektivierenden Methoden der Naturforschung wesentlich
weiter, als sie erkannten, daß die Erde und die übrigen Tra-
banten des Sonnensystems, die Planeten, in einer Ellipse um
die Sonne kreisten, und in einem der beiden Brennpunkte der
Ellipse war die Sonne unbeweglich wie ein Fixstern gedacht,
während die Erde sich täglich einmal um ihre eigene Achse
drehte und in einem Jahr in der Form der Ellipse um die
Sonne kreiste. Man beachte aber schon jetzt, daß, nachdem
diese Kämpfe mit kirchlichen Dogmen längst hinter uns liegen
und es jedem Schulkind so gelehrt wird, heute noch jeder
Mensch, auch der präzis orientierte Naturforscher, ja Astronom vom Sonnenaufgang und Sonnenuntergang spricht, weil
das sein naives subjektives tägliches Erlebnis ist, und nur in
der von ihm objektivierten Welt, wir nennen sie, geführt durch
die Physik, „die Wirklichkeit“, scheinen jene Drehungen
und Bewegungen uns gesicherte Tatsachen, obwohl sie unserer
unmittelbaren naiven Anschauung fremd sind. Wir halten
uns also nicht immer an die naive, unmittelbare, sinnliche
Wahrnehmung, sondern halten uns oft an jene messenden
Feststellungen, die erst durch Experimente und Berechnungen
gewonnen sind. Das sind für den Menschen der Gegenwart
überzeugendere Beweise als das, was die unmittelbare subjektive Wahrnehmung ihm gibt.

4

Die Verbesserung der Wahrnehmungsmöglichkeiten unserer Sinnesorgane etwa durch das Mikroskop, das Fernrohr, die Zerlegung des Lichtes durch Prismen, die Analyse gasförmiger Substanzen durch das Spektroskop, sie alle und sehr vieles mehr sind technische, oft chemische Verfeinerungen der subjektiven Wahrnehmung, mit denen wir die sog. „reale Außenwelt" erschließen wollen, um die „objektive Welt" zu erkennen, worüber wir die subjektive außer acht ließen. Wir haben darüber vergessen, daß auch diese technischen Verfeinerungen unserer Wahrnehmungsmöglichkeit doch Methoden subjektiver Wahrnehmung bleiben und daß wir aus der subjektiven Wahrnehmung niemals herauskommen können. Was ist Abstraktion schließlich anderes als eine Übertragung unserer Wahrnehmungen auf eine in diesen Wahrnehmungen nicht enthaltene Ordnung — und was bedeutet schließlich die Verfeinerung der subjektiven Wahrnehmung durch die Mikroskope usw. anderes, als daß wir die Mikroskope dazu gebrauchen, unsere subjektive Wahrnehmung unter dem Gesichtspunkte der Übertragbarkeit auf diese abstrakte Ordnung empfindlicher zu machen.

An der Trennung von Subjekt und Objekt leiden wir noch heute, ebenso wie an jener Zweiteilung von DESCARTES in Körper und Seele. Hat uns doch die klassische Physik noch bis in die Gegenwart hinein in dem Glauben bestärkt, der auch zunächst jedem naiven Menschen zuteil wird, daß das Ich als Subjekt abseits von der unbelebten, wie der belebten Natur ihr getrennt gegenübersteht, so als wenn unsere Wahrnehmung nur ein unbeteiligter Spiegel sei, der die Vorgänge der „realen Außenwelt", also die objektivierte Natur uns übermittelt durch die Wahrnehmungen unserer Sinnesorgane. Es entstand und besteht noch heute ein physikalischer Mechanismus mit der Lehre, daß alles, was in einem Verlaufe folgt, von allem, was vorausgeht, notwendig bedingt sei in strenger

Kausalität, die dahin geführt hat, daß das „Kausalgesetz“ in jener objektivierten Natur lückenlos gilt und auch, wie PLANCK es ausgedrückt hat, für alle geistigen Belange und für das Innenleben des Menschen, für die historischen Entwicklungen und die gesamten Gebiete der Geisteswissenschaften ausnahmslos gültig ist. Wir meinen, daß, wenn AUGUSTIN und in der Reformation CALVIN, dieser mit grausigem Fanatismus, die Prädestinationslehre vertreten hat, als starre kausale Vorausbestimmung alles Geschehens, und wenn LAPLACE den Determinismus gelehrt hat, im Grunde ähnliches ausgesagt war, als wenn unser großer deutscher Physiker PLANCK sagt, daß wir nur deshalb uns frei in unseren Entscheidungen und Entschließungen *scheinen*, weil kein Mensch imstande sei, alle vorausgehenden Motive im Inneren unseres seelischen Verhaltens und alle kausalen Bedingungen der Welt zu erfahren oder gar zu errechnen. Stellt man sich aber, so drückt es PLANCK aus, ein Auge vor, daß dies alles durchschauen könne ohne Ausnahme, so garantiere die von der klassischen Physik behauptete absolute Herrschaft des Kausalgesetzes, daß alles in der Welt nach einem fixierten Mechanismus abrolle. Nicht nur Physiker und Chemiker, auch die angesehensten Biologen und Physiologen, ja auch die forschende Klinik hält es für das Fundament der Naturwissenschaft, daß uneingeschränkt die Kausalität gilt, und *wir alle bauen unsere Forschungsarbeit auf diesem Fundament auf.* Das raumzeitliche Geschehen ist durch das Kausalgesetz festgelegt. Auf der **nicht beweisbaren** Hypothese von der realen Außenwelt ruht das klassische physikalisch-naturwissenschaftliche Weltbild.

Die folgenschwere Trennung von Subjekt und Objekt ist zwar zunächst keine künstliche, sondern eine erlebnismäßige, auch wenn ich die Sonne untergehen sehe, bin ich Subjekt und die Sonne Objekt. Diese Trennung erweist sich aber als

durch die Geistesstruktur des Menschen bedingt, wenn es
sich herausstellt, daß die Eigenschaften der „Objekte" auf
subjektiven Sinnes-Empfindungen beruhen. Bei der Analyse
der Geistesstruktur zeigt es sich, daß es die Kausalität ist,
die ein scheinbar vom Subjekt unabhängiges Objekt postuliert
und unsere Erfahrungswelt so aufbaut, als stünden wir ihr
unbeteiligt gegenüber.

Diese Folgerungen aus der naiven Erfahrung von Abläufen
in der Außenwelt, an denen wir uns nicht wahrnehmend, oder
handelnd beteiligt erleben, gehen schließlich weit über das
naive Weltbild hinaus und widersprechen ihm. Hierin zeigt
sich gerade, daß wir auch in das naive Weltbild begriffliche
geistige Schlüsse hineinlegen, um Erfahrung machen zu
können, die letzten Endes nicht aus der Erfahrung stammen.

Bestechend scheint es, wenn HUGO DINGLER (München)
eine Definition des unmittelbar Gegebenen in jüngster Zeit
einführt, die er „Das Unberührte" nennt, und sagt: „die frische,
natürliche, wirkliche Welt, in der wir Alle jeden Tag leben, war
irgendwie verloren gegangen, oder noch nicht begrifflich faß-
bar geworden. Der unverbildete Mensch glaubte sie zu besitzen. Im Trubel des tätigen Alltagslebens unterlagen ja
auch die Denker (Philosophen) meist jener angeblich groben
Täuschung und standen so wenigstens hier mit dem Un-
verbildeten auf dem gleichen Boden." DINGLER meint, daß
mit seinem Begriff des „Unberührten" die eigentliche Welt
nun einfach „da sei", gegeben sei am Anfang „das Vollerleben
des Unberührten". Damit will er den Sensualismus über-
winden. Jener von DINGLER bekämpfte „Sensualismus"
scheint ihm „eine von Grund auf schiefe und falsche Einstellung zur Welt und zum Wirklichen".

DINGLER meint, daß, wenn alle geistigen Veränderungen,
„soweit sie bewußt sind", wegbleiben, aber das, was unbewußte
Schlüsse geistig ergeben, nicht weggelassen würde, jenes „Un-

berührte" gegeben sei. Ohne auf die Schwierigkeit einzugehen, der Abgrenzung des Bewußten vom Unbewußten, darf man wohl in DINGLERS Auffassung einen Fortschritt sehen, weil er vom „*Gegebenen*" ausgeht, während die Zergliederung in einzelne sinnliche Empfindungen unserer Wahrnehmung bereits eine Analyse in Form jener bewußten geistigen Schlüsse darstellt und sich damit vom unmittelbaren Erleben schon trennt.

Nun ist Wissenschaft, wie auch DINGLER betont, nur Analyse und Synthese, worin wohl Einigkeit herrscht, dann bedient sich also schon die Analyse unserer Sinnesempfindungen bereits in der Physik einer bewußten geistigen Abstraktion, wenn sie Licht und Farben, Töne, Wärme, elektrische Phänomene auf Schwingungen von Teilchen zurückführt und gerade auch die moderne Atomphysik ist solche analytische Abstraktion. Wenn dann in der wissenschaftlichen Synthese das naturwissenschaftliche Weltbild auf jenes analytisch Umgedeutete und nicht auf das unmittelbar Angeschaute aufgebaut wird, so entstehen, wie mir scheint, Zweifel, ob hier „eine Ordnung auf einem unerschütterlichen Fundament", wie DINGLER meint, errichtet ist. Es liegt jene physikalische Synthese als subjektive Konstruktion vor, durch welche wir schon in der Physik, erst recht in den biologischen Wissenschaften nicht zu jenem Anfang zurückfinden, einer „frischen, natürlichen, wirklichen Welt". Wir entfernen uns durch die bewußten geistigen Zutaten, die also nicht zum „Unberührten" gehören in der klassischen, wie auch in der modernen Physik von der Anschaulichkeit der Natur, verlieren das subjektive Erkennen, das DINGLER bei seinen unbewußten geistigen Schlüssen nicht eliminiert hat. Wir kehren also nach wissenschaftlicher Analyse und Synthese nicht zum Ausgangspunkt zurück jenes „Unberührten", das „die Außenwelt schlechthin" sein will, und erkennen schon darin, daß die Naturwissenschaft eine künstliche Umgestaltung und Umdeutung vorgenommen hat. Gerade die Großen der Renaissance wie KEPLER, DESCARTES und andere, die DINGLER nennt, haben nicht gewußt, daß von der Außenwelt nur das erlebbar ist, was unsere Sinne uns bieten, erst die englischen Philosophen, wie HUME und LOCKE, vor allen Dingen aber KANT, hat in der Lehre von den Erscheinungen klärend gewirkt.

Die Hypothese, daß es einen realen Raum, eine reale Zeit gibt und daß alles, was sich darin vollzieht, durch das Kausalgesetz eindeutig bestimmt ist, wurde das Fundament für die klassische Naturwissenschaft. Gilt dies aber wirklich, so müßte spätestens mit der ersten lebenden Amöbe auf unserem Planeten, die ihr Leben fortsetzen konnte, alles vorausbestimmt sein, was sich inzwischen nicht nur physikalisch und biologisch, auch im historischen Geschehen, im psychischen Erleben, oder unter der schöpferischen Erfindung und Gestaltung des Menschen vollzogen hat. Wir sind zwar selbst völlig außerstande, die entsprechenden Voraussagen zu machen, da uns ja die Feststellungen sämtlicher vorausgegangener Abläufe fehlen und so praktisch für uns eine Unbestimmbarkeit resultiert, die aber nur ein Mangel sein soll, während in der Theorie die uneingeschränkte Determination nicht anzuzweifeln sei, die auch als Vorausbestimmung, Prädestination, in der Religions- und Geistesgeschichte als Dogma eine große Rolle spielt, als jener Glaube an ein *unentrinnbares Schicksal* in jedem Menschenleben.

Die Starrheit dieser klassischen naturwissenschaftlichen Lehre, abgeleitet aus der mechanischen Kausalität der exakten Physik, hat manchen Arzt zu allen Zeiten beunruhigt, so sehr auch für ihn, ja schon für jeden Medizinstudierenden die „physikalische Diagnostik" am Kranken als dem Objekt der Untersuchung grundlegend wurde. Auch

die Physiologie und die physiologische Chemie, wie die Arzneimittellehre erscheinen uns mit Recht als bedeutende, streng
naturwissenschaftliche Disziplinen, die sich mit Stolz rühmen,
nur mit den objektivierenden Methoden der klassischen Naturwissenschaft zu arbeiten, mit Maß und Zahl, und manchmal überheblich auf die Unexaktheit klinischen Denkens und
Forschens herabschauen, obwohl die Arzneimittellehre ins
Nichts versinken würde, wenn sie nicht für die Klinik und für
deren Bedürfnisse sich zu einer Wissenschaft ständig zu ge-
gestalten hätte. Hat Naturwissenschaft die Möglichkeit, das
Denken und Forschen des Menschen wirklich zu objektivieren,
und läuft unsere Welt, wie wir sie subjektiv wahrnehmen,
mechanisch wie ein Automat, objektiv determiniert, **oder**
prädestiniert ab?

I. Subjekt und Objekt in Medizin und Naturwissenschaft.

Was geschah und in rasendem Fortschritt gerade auch in
der Gegenwart durch die Forschung sich aufbaut, mag man
etwa an Fermente als Katalysatoren, oder an tierische und
pflanzliche Wirkstoffe denken, so oft auch in kleinsten Dosen
wirksam, oder an die jüngst möglich gewordene chemische
Synthese der Sulfonamide, durch welche so oft krankheits-
erregende Keime im Menschen so geschädigt werden können,
daß Heilung erfolgt, hat uns in der Tat schon lange, eingeleitet durch normale und pathologische Anatomie, in seiner
naturwissenschaftlichen Exaktheit von alten phantasievollen
naturphilosophischen Spekulationen erlöst, die früher die
Medizin verwirrten. Es steht unendlich vieles in der Medizin
auf dem festen Fundament der Naturwissenschaft und der
experimentellen Naturforschung, an der sich alle medizinischen Institute und Kliniken beteiligen sollen; so selbstverständlich das ist, muß es doch gleich zu Anfang laut
bekannt werden. Wie gut kann man es verstehen, daß der
große deutsche Kliniker Straßburgs BERNHARD NAUNYN,
auf die Plakette seines bedeutenden Kopfes mit seiner Hand-
schrift, als die Überzeugung seines Lebens, den Satz ge-
schrieben hat: *„die Heilkunde wird Naturwissenschaft sein,
oder sie wird gar nicht sein"*. Aber es macht stutzig, wenn
ein bahnbrechender Chirurg wie AUGUST BIER sagt: *„es
ist ein weitverbreiteter Wahn zu glauben, Medizin sei angewandte Naturwissenschaft."* Vielleicht meint man zunächst,

Bier habe nichts anderes aussagen wollen, als daß die Heilkunst, oder die Persönlichkeit des Arztes dazukommen müsse, daß die nichtwissenschaftlichen Leistungen des Tröstens und Helfens, oder vorwissenschaftliche einer Überzeugung aus Erfahrung, die noch nicht naturwissenschaftlich erfaßbar ist, die ärztliche Aufgabe auch umschließen. Wenn ich mich aber erinnere, wie ein hervorragender Physiologe mit mir darüber debattieren konnte, ob das Wort „Schmerz" in einem groß angelegten Handbuch der Physiologie und Pathologie vorkommen dürfe, denn das sei nichts Objektives, daß aber keine Schwierigkeit entstand, daß der quergestreifte Muskel als „willkürlicher" Muskel zu bezeichnen sei, obwohl Wille seelisch, der Muskel körperlich ist, also etwas greifbar Materielles, so sehen wir sofort ein, daß die exakte Naturwissenschaft, wie ich es schon vor Jahren ausgeführt habe, gerade an Stellen für uns Ärzte versagt, die für unsere Auffassung als Mediziner von entscheidender Bedeutung ist.

Als ich vor 22 Jahren eine große Magenoperation durchzumachen hatte und mich mit irgendwelchen Wünschen durchsetzen wollte, sagte ein alter Operationswärter: „Herr Professor, vergessen Sie nicht, daß Sie für uns kein Subjekt sind, sondern das Objekt unserer Therapie." Das drückt im Geiste des einfachen Mannes mit Klarheit aus, was wir der Medizin als Teil der objektivierenden Naturwissenschaft danken, es sollte aber ebenso stark ausdrücken, daß gerade für das ärztliche Denken diese Auffassung ihre Grenzen hat. Sagen wir vorläufig: Objekt und Subjekt sind in jedem Kranken untrennbar zur Einheit verbunden, es seien zwei verschiedene Wahrnehmungsarten für den gleichen Arzt. Subjektive Formen der Wahrnehmung sind beide Feststellungen, die subjektiven, aber auch die sogenannten objektiven, derselbe Kranke und derselbe Arzt scheinen Subjekt und

Objekt zugleich, der Kranke in seinem Erleiden, seinem Empfinden, wie dem objektiven Krankheitsverlauf, der Arzt in seinem Handeln und Mitfühlen und der Feststellung des Krankheitsgeschehens, wie dem ärztlichen Heilungsversuch.

Unsere Welt aber, in der wir erfahren, ist stets subjektiv. Wir müssen uns entscheiden: sind in dieser unserer Welt nur die Sinneswahrnehmungen, die wir wirklich erfahren, subjektiv und die Regeln, nach denen sie verknüpft sind, die aber niemals in der Wahrnehmung enthalten sind, objektiv? Bejahen wir diese Frage, so ist Physik eine objektive Wissenschaft, und die physikalischen Gesetze sind objektiv gültig, weil aus der Erfahrung abgeleitet, sie wären dann nicht subjektive Denknotwendigkeiten, die wir erst in die subjektive Wahrnehmung hineinlegen müssen, um abstrahieren zu können. Uns aber scheint, daß die Auffassung DU BOIS-REYMONDS von der Kausalität „als psychologischem Bedürfnis" das Richtige trifft, die Kausalität ist eine Denknotwendigkeit, ein Ordnungsprinzip für unser Wahrnehmungsmaterial, das seine Grenzen hat.

KANTS Lehre besagte, daß wir vom „Ding an sich" nichts wahrnehmen können, auch nicht das, was auf unserer menschlichen Wahrnehmung beruht, er sagt, wir ordnen unsere Wahrnehmung so, als ob sie sich auf ein Objekt bezöge. Dieses fiktive Objekt verbänden wir nach den Regeln des Verstandes. Wir aber sagen: daß ein Reiz von der Retina zur Ganglienzelle läuft, ist eine gangbare mechanistische Vorstellung, die überall annimmt, es mit „Dingen an sich" zu tun zu haben. Beim Sehvorgang findet gar kein Übergang in ein andersartiges Anschauliches statt, sondern die Möglichkeit der Verstandesvorstellung findet ihre Grenze. Aus lauter Wahrnehmungsinhalten (Lichtempfindung, Auge, anatomischem Nervenverlauf usw.) habe ich durch den Verstand auf ein maschinelles Werkzeug geschlossen, das nun das

Sehen, von dem ich ausging, erklären soll, aber durchaus nicht erklären kann.

Die Vorstellung einer objektiven Außenwelt, die wir zu dem Fundament unseres wissenschaftlichen Glaubensbekenntnisses gemacht haben, hat uns dazu verleitet, alle solche Konstruktionen für objektive Realität zu halten.

Für den Menschen scheint die sog. reale Außenwelt nur so weit wahrnehmbar, als unsere Sinnesorgane als Rezeptoren, auch wenn sie durch vorgesetzte Apparate verfeinert sind, von der „Außenwelt" uns Eindrücke vermitteln, die von uns dann zu subjektiven Wahrnehmungen gestaltet werden. Einer unserer bedeutendsten Mediziner, JOHANNES MÜLLER, hat in der Lehre von den *„spezifischen Sinnesenergien"* das Problem des doppelten Aspekts der Natur klar erkannt. Verwirrend an dem Ausdruck ist es für unser Zeitalter, daß hier das Wort „Energie" in anderem Sinne gebraucht wurde, wie es später seit HELMHOLTZ in der Physik üblich ist. Gemeint ist mit dem Ausdruck des „spezifischen", daß immer in der Wahrnehmung die besondere Eigenartigkeit des Sinnesorgans wesentlich mit enthalten ist. Wir müssen hinzufügen, daß wir die Außenwelt selbst, also die subjektiv erkannten Dinge „draußen", *die Objekte, an denen wir naiv und gelehrt nicht zweifeln,* nur so weit erkennen, also wahrnehmen, als wir mit unseren Sinnesorganen, mit unseren subjektiven Fähigkeiten des Wahrnehmens, des Sehens, Hörens, Riechens, Schmeckens und Fühlens an sie verhaftet sind. Was „das Ding an sich" sei, losgelöst von unserer Wahrnehmung, bleibt uns für immer verborgen. Unser Wahrnehmungsmaterial wird ebenso in uns verarbeitet, wenn es von außen stammt, als wenn in uns selbst Wahrnehmungen entstehen bis zu den „phantastischen Gesichtserscheinungen", über die JOHANNES MÜLLER berichtet hat. Stellt der Physiker die Form eines Gegenstandes, die Härte oder die Farbe fest, so sind seine subjektiven Sinnesempfindungen als subjektive Wahrnehmungen unlösbar zugehörig zu seinem Objekt, also zur Wahrnehmung nur des Anteils der Objekte, der ihm mit, oder ohne Apparaturen und Experimente zugänglich scheint. So ist es zu verstehen, wenn der Physiker gerade wie auch der naive Mensch die Aussage macht: blau — rot, hart — weich, kalt — heiß, auch er kommt aus seiner subjektiven Sinneswahrnehmung nicht heraus. Wie kommt es dazu, daß der Physiker wie der naive Mensch die subjektiven Wahrnehmungen für Eigenschaften der Objekte hält? Das ist nur möglich, wenn der Physiker die Annahme von eigenschaftslosen Materieteilchen und Wellen macht, welche die subjektiven Empfindungen kausal hervorrufen. Der Sprung vom Subjektiven ins Objektive gelingt nur durch die Vorstellung einer Welt der Objekte, in der nicht mehr unsere Wahrnehmungen als solche bestehen, sondern aus der Welt der Objekte ich durch den Verstand (kausal) von einer Wirkung (Sinnesempfindung) auf eine Ursache (Lichtwelle usw.) schließe. Der Sprung vom Subjektiven ins Objektive der Physik ist zur Errichtung eines Systems der Bedingungen des Lebens berechtigt. Aber der Rückschluß aus diesem System auf die ursprüngliche Lebenserscheinung — die subjektive Sinnesempfindung —, von der er ausging und die nun in diesem Rückschluß auch kausal erklärt werden soll, ist eben unerlaubt. So wie ich die Sinnesempfindung als kausale Ursache von Materieeinwirkung halte, beziehe ich den Menschen selbst, das Subjekt in das System der Physik mit ein als Objekt, und „von dem Subjekt ist dann nichts mehr zu retten", wie ERNST MACH dann schließlich folgerichtig, aber die subjektive Welt mit allen Empfindungen und Motiven vernichtend, geschlossen hat. Daß *wir* denken, wahrnehmen, fühlen und handeln, wäre die Täuschung, denn es gäbe kein Subjekt.

Da der Physiker mit leblosen Gegenständen arbeitet, kam es ihm kaum in seiner Arbeit zum Bewußtsein, daß er selbst in allem, was er beobachtet, mit eingeschlossen ist, es mag für ihn „brauchbar" sein, diesen an sich wesentlichen Umstand zu vernachlässigen, ihn auszuschalten, denn dann hat er nur, wie er meint, eine leblose Materie vor sich, Bewegungen von Teilchen als Wellenbewegungen, und kann ein Weltbild aufstellen, wie es die klassische Physik namentlich seit der Renaissance mit so großem fortschreitenden Erfolg getan hat bis in unsere Tage hinein, das allein durch Maß und Zahl zu meistern ist. Ein Bild, in dem die Wahrnehmung nur ein Mittel zu einem anderen Zweck scheint, nämlich gerade zum Zwecke, einen mechanischen Ablauf in Zeit und Raum zu verfolgen, der lückenlos beherrscht sein soll von der Kausalität. An der *„Brauchbarkeit" dieses mechanistischen, kausalen Vorgehens ist kein Zweifel, es hat Wissenschaft und Technik zu den gewaltigsten Erfolgen geführt und hat eine physikalische Erkenntnis hervorgebracht, die uns alle so stark suggestiv bezaubert hat, daß wir auch für die lebendigen Wesen, Pflanze, Tier und Mensch, geglaubt haben, daß dieser kausale Mechanismus das einzige sei, was die Forschung als Aufgabe habe, die gesamte Naturwissenschaft steht im Zeichen dieser klassischen Physik. Diese Naturwissenschaft, das darf nie vergessen werden bei allem, was im folgenden zu erörtern ist, bringt für den menschlichen Geist Ergebnisse hervor, die an sich unangreifbar sind, wenn man sich auf das beschränkt, was dieser Forschungsart zugänglich ist, und wir betonen nachdrücklich mit C. F. von Weizsäcker, daß diese „Naturwissenschaft sich nicht irrt mit dem, was sie aussagt".*

Aber die *„moderne Physik"*, wie sie in der Gegenwart erst im Entstehen begriffen ist, erkennt im Gegensatz zur *„klassischen"* Physik, welche die gesamte Naturforschung restlos beherrschte, daß ihre Aussagen begrenzte sind und sich für die Probleme der Biologie und gerade auch die menschlichen des Arztes nicht so restlos eignen, wie es die Physik bisher gemeint hat. Sagt doch ein so bedeutender Physiker wie BOHR: *„bei den Problemen, die mit der Existenz lebendiger Organismen verbunden sind, daß man vom Standpunkt der modernen Physik vermuten muß, daß sich die für den Organismus charakteristischen Gesetze in einer ähnlichen rational genau durchschaubaren Weise, von den rein physikalischen Gesetzen abschließen“.* BOHR meint nur — so muß jedenfalls das Zitat wohl verstanden werden —, daß die Biologie sich aus rationalen durchschaubaren Gründen von der Physik ausschließt. Wenn es weiter heißt, daß wir *also* nach rationalen Gesetzen für die Biologie suchen, also doch offenbar nach unphysikalischen, aber doch rationalen Gesetzen, so ist das zwar ein wesentlicher Schritt weiter, aber er erfordert eine Erklärung, was man sich unter solchen rationalen, aber unphysikalischen Gesetzen vorzustellen hat, es sei denn, daß man die sinnvollen Zusammenhänge als positive Definition gelten läßt. „In einem bestimmten System von Gesetzen“, so sagt HEISENBERG, „haben wegen der Grundbegriffe, auf die es aufgebaut ist, nur ganz bestimmte Fragestellungen einen Sinn, dadurch schließen sie sich gegen andere Systeme, in denen andere Fragen gestellt werden, ab. Die Tatsache, daß die ganze Naturwissenschaft selbst wieder ein Produkt des menschlichen Geistes ist, erschien bis vor kurzem als unwesentlich und für das Verständnis der Natur belanglos. Die heutige Naturwissenschaft ist mehr als die frühere durch die Natur selbst gezwungen worden, die alte Frage nach der *Erfaßbarkeit der Wirklichkeit durch das Denken* aufs neue zu stellen. *Es besteht kein logischer Widerspruch mehr zwischen der mechanistischen Grundthese, in der belebten Natur gelten die physikalisch-chemischen Gesetze uneingeschränkt, und der Feststellung einer ‚Eigengesetzlichkeit‘ des Lebens.“*

Wenn hierfür, auch von Gegnern, das Wort Vitalismus gebraucht wird, so lehnen wir es ab, wenn eine besondere „Lebenskraft" angenommen werden soll, die unabhängig von den zu erfassenden kausal-physikalischen und chemischen Abläufen eine besondere Existenz führt. Wir schließen uns also auch nicht dem Neovitalismus an, wie er etwa besonders intensiv von DRIESCH vertreten wurde, der zu einseitig betont hat, daß man den biologischen Organismus nicht mit einer Maschine vergleichen kann, denn es gibt auch innerhalb der exakten Naturwissenschaft eine Reihe von Vorgängen, die viel komplizierter laufen als eine Maschine, wir denken an das Wachsen von Kristallen, ja an jene Grenzgebiete zwischen Chemie und Biologie, wie etwa die Viruskristalle als große Moleküle sie darstellen, die heute selbst als Krankheitserreger in Betracht gezogen werden müssen.

In einer sehr gründlichen ernsten Bearbeitung setzt sich in neuer Zeit BAVINK für das ein, was zugunsten des Mechanismus immer wieder angeführt werden muß und zu Recht besteht. Er kommt aber doch zu dem Resultat, daß man nicht nur von den Sünden des Vitalismus zu sprechen habe, sondern auch von den Sünden des Mechanismus. Denn es gibt keine Biologie, in der von einer Zweckmäßigkeit nicht gesprochen werden müßte, er zieht daraus gerade wie AUGUST BIER oder auch ich selbst den Schluß, daß kausale und teleologische Betrachtungsweise nebeneinander zu Recht bestehen. BAVINK meint, „der Fehler des Mechanismus liegt in der unzulässigen Einengung des Begriffs der Wissenschaft auf die kausal-mechanische Methode der klassischen Physik. Man hat geglaubt, physikalische Wissenschaft mit Realwissenschaft überhaupt gleichsetzen zu können. Wissenschaft ist aber jede logische Verknüpfung von Tatsachen durch Gedanken, einerlei ob es eine ätiologische, also kausale, oder eine

teleologische Verknüpfung ist. Es ist ein reines Vorurteil",
so sagt BAVINK, „daß nur der Kausalzusammenhang das
Objekt der Naturwissenschaften bilde".

SAUERBRUCH und WENKE zitieren in „Wesen und Bedeutung des Schmerzes" KANT für die Schwierigkeit des
Begriffs der Zweckmäßigkeit in der Natur: „Die Zweckmäßigkeit ist nach KANT immer eine ‚Beurteilungsweise‘,
also ein Erkenntnisprinzip, dem stets und notwendigerweise
eine subjektive Deutung beigemischt ist. Es liegt, solange
man sich im Rahmen psychophysischer Erscheinungen zu
halten hat, naturgemäß die Gefahr nahe, die Zweckdeutung
durch zu starke Erweiterung zu mißbrauchen und etwa dem
Schmerz Zweckmäßigkeiten zuzuschreiben, die nicht nach-
weisbar sind", so warnen die Autoren mit Recht.

„Auf eine zweite noch prinzipiellere Schwierigkeit für die
teleologische Betrachtung hat NICOLAI HARTMANN hingewiesen: der Zweckbegriff gehört überhaupt einem anderen
Bereiche an und kann nur hilfsweise auf das Gebiet des
Organischen übertragen werden. Wie die Kausalkategorie
für das Anorganische, so gälte die Zweckkategorie für den
Bereich des Seelischen und damit für die menschlichen Handlungen. Das einfachste Beispiel ist der Zweck als Motivation
der seelischen Zustände und des Handelns. Das Reich des
Organischen ist mit beiden Welten eng und untrennbar verbunden, hat aber trotzdem sein Eigenleben, dessen Gesetzmäßigkeit wir nicht kennen. Daher erklärt sich das Bestreben, das organische Leben und seine Erscheinungen entweder von der einen oder von der anderen Seite her mit den
dort jeweils erprobten Erkenntnismitteln zu erhellen. Wir
kennen sowohl Kausalzusammenhänge als Finalzusammen-
hänge. Beide treffen aber auf den Prozeß des Lebens nicht
recht zu. Hier eben klafft die große Lücke in unserem Erkennen: den eigentlichen Determinationstypus im Lebens-

vorgang kennen wir nicht. Das ist der Grund, warum in unserem Bewußtsein des Lebendigen dauernd entweder Kausal- oder Finalvorstellungen sich vordrängen und die Tatsache verdunkeln, daß das Eigentümliche des Lebensvorganges ein metaphysisches Rätsel bleibt."

„In Wahrheit sind offenbar Freiheitsgefühl und Kausalbedürfnis nur zwei Seiten eines und desselben Sachverhaltes. Der Mensch sucht die Gründe entweder in sich selbst oder anderswo. Das erste bedeutet Freiheitsbewußtsein, das zweite Kausaltrieb", so sagt BAVINK.

Dieses andere mechanistisch nicht erfaßbare Gebiet gruppiert sich um die Tatsache, daß dem Subjekt es unmittelbar gegeben ist, einen Willen zu haben, Trauer und Freude zu empfinden, Liebe und Haß und die vielen anderen Gefühle und Triebe, und daß sich von diesem Gefühlsleben, das zu seinen unmittelbar gesicherten Erfahrungen gehört, mit naturwissenschaftlichen Methoden oft überhaupt nichts nachweisen läßt oder allenfalls Begleitphänomene wie der mimisch bewegte Gesichtsausdruck (DE CRINIS).

Man wende nicht ein, daß etwa der Veraguthsche Reflex als wechselnde Hautdurchfeuchtung durch veränderte Schweißdrüseninnervation sich bei seelischen Vorgängen objektiv körperlich nachweisen läßt. Niemand bestreitet ja etwas Ähnliches, etwa den Angstschweiß. Man verspricht sich von der neuen Methode des elektrischen Enzephalogramms mehr, als berechtigt ist, auch hier liegt beim Denken ein körperlicher sog. objektiver Vorgang vor. Solche mit Apparaturen nachweisbaren Zustände machen aber weder die Angst selbst als Affekterlebnis, noch den geistigen Vorgang des Denkens selber verständlicher.

Man sollte das Wort Vitalismus nicht mehr wie ein Gegenstück zum Mechanismus oder Materialismus in Anwendung bringen. Man darf nur behaupten, daß im lebenden Ge-

schehen, also in der Biologie, Phänomene und Einrichtungen
vorhanden sind und gerade auch die psychische Selbstbeobachtung, mögen sie mit noch so vielen Selbsttäuschungen, Träu-
men, Phantasien und anderer Unexaktheit behaftet sein, die
zum unmittelbarsten inneren Wahrnehmungsmaterial gehören, wobei es gleichgültig ist für die uns hier beschäftigen-
den Probleme, ob im Zusammenhang mit solchen Erlebnissen
in der sog. Außenwelt sich auch etwas ereignet, wie etwa vermehrte Sekretion der Schweißdrüsen oder der Tränendrüse.
Denn auch von dieser veränderten Tätigkeit erfahren wir ja
nur durch subjektive Wahrnehmung und können keine
Antwort darauf geben, was hinter allem, das wir durch unsere
Sinnesorgane aufnehmen und das sich in uns zur anschauen-
den Wahrnehmung verwandelt, als irgendein Objekt, jenes
,,Ding an sich" steht, an das wir naiv alle glauben, an das
aber philosophische Erkenntnistheorie nur bedingt glaubt,
oder richtiger, sie beschränkt sich auf die Aussage, daß sich
darüber nichts aussagen läßt. Wir besitzen nur zwei Arten
von Wahrnehmungen, subjektiv sind beide, jene Wahrnehmungen, die nur im Innern sich abspielen, und jene, die
wir zu unserer subjektiven Merkwelt zählen, die von außen
her aus jener Außenwelt, verknüpft mit der Vorstellung des
Raumes, zu kommen scheinen und von unseren Rezeptoren,
den Sinnesorganen, aufgefangen werden.

Wenn wir beobachten, wie viele Einrichtungen bei Mensch
und Tier, auch bei der Pflanze vorhanden sind, durch die
jedes lebende Wesen sein Leben aufrechterhält, ja wie die
Lebewesen die verschiedenartigsten Einrichtungen besitzen,
ihr Leben fortzupflanzen, so daß neue Wesen derselben Art
entstehen, so sehen wir das Unvermögen eines nur kausal-
mechanistischen Begreifens ein, denn man muß blind sein,
wenn man nicht einsieht, ,,daß das Auge zum Sehen bestellt
ist", daß der Flügel, ja der ganze Vogel, wenn er in seine

Knochen Luft hineinpumpen kann, so daß sein spezifisches Gewicht leichter wird, bessere Bedingungen, ja überhaupt erst die Möglichkeit hat zum Fliegen. Es wären Tausende von Beobachtungen anzuführen, die immer wieder zeigen würden, daß im Lebendigen Einrichtungen bestehen, die das Leben in mannigfaltigen Formen erhalten und fortsetzen, in oft verschwenderischer Großzügigkeit. Es ist ein riesiges Wissensgebiet erschlossen, das im Gegensatz zum Mechanismus der klassischen Physik nur bei lebenden Organismen beobachtet werden kann und von dem es uns scheint, daß es kausal nicht ausreichend begriffen ist. Vor zehn Jahren habe ich noch unbefangen von der realen Außenwelt und ihren Objekten gesprochen, auch wenn ich schon aussagte, daß auch sie nur durch Wahrnehmung uns zugänglich werden. Es wird klarer, wenn wir regelmäßig hinzufügen, durch unsere *subjektive* Wahrnehmung, denn wenn sowohl die von außen kommenden, von unseren Sinnesorganen empfangenen Eindrücke, zu subjektiven Wahrnehmungen in unseren Innern verwandelt werden, sind sie nicht mehr prinzipiell geschieden von jenen Wahrnehmungen, die nur im Inneren bewußt oder unbewußt zu entstehen scheinen, etwa den Motiven. Beide Aspekte gehören uns als dem Subjekt an, wissenschaftlich können sie erfaßt werden, wenn wir sie durch die Kausalitätsregel ordnen können und uns die Eindrücke der Außenwelt als in Zeit und Raum verlaufend erscheinen. Aber wir dürfen darüber nicht vergessen, daß wir selbst gerade durch die subjektive Wahrnehmung in diesen Vorgängen der Außenwelt Mitspieler sind wie auf einer Bühne. Hier ist es die moderne Physik, die einen gewaltigen Umschwung unseres Denkens vollzogen hat, indem sie auch für die leblose Welt der physikalischen Phänomene in der Atomtheorie und Quantenmechanik festgestellt hat, daß das wahrnehmende Subjekt in allen Feststellungen mit enthalten ist. Die Quantenmechanik beweist, daß das für die Chemie unteilbare Atom für den Physiker aus dem Atomkern besteht und aus Elektronen, die in Ellipsen um den Atomkern kreisen, verwandt den Bewegungen des Planetensystems. *Fragt man nach dem Ort eines Elektrons, so ist es ein korpuskuläres Gebilde, ein Teilchen. Fragt man nach der Bewegung des Elektrons, so ist es nicht mehr ein Teilchen, sondern eine Bewegung, die sich als Welle nach allen Seiten ausbreitet. Es hat also die Fragestellung des Subjektes die physikalische Wahrnehmung verändert.*

Es scheint mir *ein Gleichnis* geeignet, uns klarzumachen, daß wir mit unserer Wahrnehmung als Subjekt im Objekt unlöslich mit enthalten sind.

Wenn ein Maler wie ALBRECHT DÜRER sich die größte Mühe gegeben hat, etwa einen Hasen, oder Grashalme, oder den Bürgermeister Holzschuher so real und naturgetreu darzustellen, wie es gerade seinem Genie möglich war, so hätte dieselben Objekte auch ein VAN DYCK sehr wirklichkeitsnahe darstellen können. Trotzdem bedarf es keiner großen Kennerschaft, am Kunstwerke selbst wahrzunehmen, daß ein „DÜRER" vorliegt oder ein „VAN DYCK". Das heißt also, daß das Subjekt des Künstlers, trotz des Bemühens einer naturgetreuen wahrgenommenen gegenständlichen Darstellung in dem vom Künstler dargestellten Objekt unlösbar mit enthalten ist, denn alles, was er dargestellt hat, ist ja durch seine persönliche Wahrnehmung und seine Gefühlswelt gegangen. Es ist sein subjektives Werk, das wir nachempfinden und bewundern als Offenbarung des Genies.

Auch ohne Genialität sieht jeder Mensch die Blume, oder die Frucht, oder das wohlbekannte Antlitz seines Freundes durch seine Wahrnehmung. Jeder Mensch ist also mitenthalten in dem, was er naiv oder auch als Gelehrter, auch exakter Naturforscher für ein Objekt hält, ohne sich der seelischen Beziehung, der nicht auflösbaren, zu sich selbst, also zum Subjekt bewußt zu werden.

Wenn der Titel dieser Abhandlung vom „Weltbild des Arztes" spricht, so ist die Medizin als Teil der biologischen Forschung gemeint, aber auch mit jenen Aufgaben, die über das Biologische hinausgehen, weil sie sich mit dem Gefühlsleben des Kranken, mit seiner biographischen Lebenssituation, wie es V. von Weizsäcker genannt hat, zu beschäftigen haben, also Aufgaben, die den meisten medizinischen Forschern als vorwissenschaftliche, menschlich-ärztliche Mission erscheinen, während sie zum Teil doch in das wissenschaftliche Weltbild des Arztes gehören. Unser Thema besagt schon, daß nur das Weltbild der modernen Physik, die sich erst in den letzten Jahren entwickelt hat und, ohne schon abgeschlossen zu sein, gerade jetzt einige wenige bedeutende Vertreter hat, deren Ausführungen uns Mediziner besonders ergreifen müssen, daß diese moderne Physik geeignet ist, seit alters für die Medizin als Wissenschaft bestehende Widersprüche auszugleichen. Die Vorherrschaft der klassischen Physik vermochte das nicht. Schon in den hippokratischen Schriften ist der Begriff der „*Physis*" exakter naturwissenschaftlicher Erkenntnis nicht zugänglich, wie August Bier immer wieder betont hat, denn die Physis ist die Natur auch mit der Heilbestrebung des Organismus. Bis in die Gegenwart sprechen wir etwa beim Knochenbruch oder bei der Vernarbung einer Wunde, gerade auch der Schnittwunden, die der helfende Chirurg setzt, von jenen heilenden Eigenschaften der Reparation des Organismus, ohne welche der Chirurg überhaupt keine Eingriffe vornehmen könnte. Im klassischen Altertum, etwa bei Herakleites und dem Weltbild des Aristoteles, wäre manches zu finden, das einerseits grundlegend wurde für die klassische naturwissenschaftliche Weltanschauung, aber auch im Widerspruch zu ihr finden sich Äußerungen, die gerade die wissenschaftliche Medizin angehen. Denken wir wieder an die Renaissance, so entwickelt sich einerseits durch GALILEI jene objektivierende Naturbetrachtung, die zum Fundament der Wissenschaft von der leblosen Welt, zunächst von der exakten Physik wurde. Wir denken wieder an KOPERNIKUS und KEPLER, die auf mathematischer Grundlage die Astronomie als der klassischen Physik nahe verwandt einfügten, ja NEWTON trieb Physik um der Astronomie willen, so entstand sein Gravations-Gesetz. Wir wissen, daß durch diese objektivierende Denkform jene unglückliche Trennung von Körper und Seele durch CARTESIUS (DESCARTES) erfolgte, die dazu geführt hat, daß man den lebenden Körper auch des Menschen nur wie ein Objekt der Physik studierte und darüber die Fragen des Gemütes, die psychischen, beiseite ließ oder vernachlässigte. Sie galten der Naturwissenschaft noch vor kurzem als subjektive Nebenerscheinungen, belastet mit Sinnestäuschungen und Trugschlüssen, die sich in den kausalen Mechanismus der klassischen naturwissenschaftlichen Weltanschauung nicht recht einreihen wollten, und am schwierigsten bleibt für die Medizin als Wissenschaft jene Verflechtung zwischen psychischen Abläufen und physischen Abläufen, welche die philosophische Erkenntnistheorie zwar durch Theorien überbrückt hat, die als Wechselwirkung, als Parallelismus, oder als „Analyse der Empfindungen" (ERNST MACH) auftraten und die Philosophie auch unserer Tage dahin geführt haben, daß man wohl zugeben müsse, daß ein Zusammenhang der Innenwelt, also der psychischen Innenschau, oder Introspektion mit der Außenwelt, jener objektiven Welt der Dinge, vorhanden sei. „Einerseits sei also die Einheit, so meint der Berliner Philosoph NIKOLAI HARTMANN, als Phänomen gegeben, der Sprung, der sich aber zwischen der physischen und psychischen Sphäre auftut, ist kein solcher der Sache, sondern nur ein solcher der Problemgebiete und der wissenschaftlichen Methode. Es ist eine beiderseitige unübersteigbare Problemscheide, aber keine

seiende Dualität. Wie ein Prozeß als Körpervorgang beginnen und als seelischer Vorgang endigen kann oder umgekehrt, ist schlechterdings unbegreifbar, man versteht wohl
in abstracto, daß dem so sein kann, aber nicht in concreto,
wie es sein kann." Mit diesen „schlechterdings unbegreifbaren Phänomenen" haben wir Ärzte nun ständig zu tun,
ob wir von psychogenen Krankheiten sprechen, oder von
somatogenen Erscheinungen im psychischen Gebiete. Will
die Naturwissenschaft eine alles umfassende Weltanschauung
sein, wie wir es so oft gehört haben und noch hören, dann bleibt
es erschütternd, wenn philosophische Erkenntnistheorie zugeben muß, etwa mit N. HARTMANN, daß die Einheit des psychophysischen Wesens im Menschen, die schon PLATO betonte,
eine durchaus metaphysische und irrationale Tatsache sei.

Deutlicher kann wohl kaum der alte und noch immer
währende Widerspruch zwischen dem Weltbild der klassischen
Physik, welche die Führung der gesamten Naturwissenschaft
in Anspruch genommen hat, und dem Problemkreis des
Arztes, als dem wissenschaftlichen Mediziner, zum Ausdruck
gebracht werden.

Dennoch müssen wir zur Ehre der Medizin als Wissenschaft betonen, daß schon die Lehre von der Hippokratischen
„Physis" die Eigengesetzlichkeit des Lebens, wenn auch wohl
noch verschwommen, erkannt hat und daß kein Mediziner,
auch kein Biologe, mag er sich dessen bewußt gewesen sein
oder nicht, anders hat denken und forschen können, als daß er
Begriffe eingeführt hat, die den exakten Naturwissenschaften,
also der Physik und Chemie, fremd waren und in ihr nicht vorkommen. Wir denken an Begriffe mit einer ganzen Fülle forscherisch **exakt** ermittelter Feststellungen, wie Wachstum,
Stoffwechsel, Vererbung, denken an Fortpflanzung, Anpassung,
Regulationen, den „Sinn" einer Steuerung, eines Ausgleichs
zur Lebenserhaltung, und finden für die geistigen Vorgänge

für Bewußtsein und Denken, für die Eigenschaften des Gemütes keinen rechten Platz innerhalb des Rahmens der klassischen Physik und der von ihr geführten Naturwissenschaft, *es sind die geistigen Bereiche nicht unterzubringen.* Einer der wichtigsten Repräsentanten der modernen Physik, HEISENBERG, spricht dies klar aus und sagt weiter: „wir stehen vor der Aufgabe, ‚Bewußtsein und Geist‘ in das Weltbild unserer Zeit einzuordnen." Lange, ehe diese moderne Physik „das klassische Weltbild zerstörte, gründlicher, als man hätte erwarten können", wie C. F. VON WEIZSÄCKER meint, so daß das geschlossene Weltbild der Physik nicht mehr besteht und die Nachbarwissenschaften, also gerade die biologischen, zu denen die Medizin gehört, wieder klarer erkannt haben, wodurch sich ihr Gegenstand vom Gegenstand der Physik unterscheidet, hat JOHANNES MÜLLER, das überragende Mitglied der Berliner medizinischen Fakultät, schon vor 120 Jahren es ausgesprochen, daß zur „verständigen" Physiologie eine „vernünftige" Physiologie kommen müsse, er hat das Problem des doppelten Aspektes der Natur klar erkannt und legte das Fundament für eine Wissenschaft der subjektiven Naturerscheinungen. Man hat das wie schon erwähnt nicht ganz glücklich das Gesetz von der „spezifischen Sinnesenergie" genannt. Wir Mediziner haben es alle schon vor dem Physikum gelernt. Wörtlich sagt JOHANNES MÜLLER: „es ist gleichviel, wodurch man das Auge reizt, mag es gestoßen, gezerrt, gedrückt, galvanisiert werden, oder die ihm sympathisch mitgeteilten Reize aus anderen Organen empfangen, auf alle diese verschiedenen Ursachen, als gegen gleichgültige und nur schlechthin reizende, empfindet der Lichtnerv seine Affektion als Lichtempfindung, sich selbst in der Ruhe dunkel anschauend . . ., einen anderen Zustand als Lichtempfindung und Farbempfindung in der Affektion, oder Dunkel in der Ruhe gibt es für die Sehsubstanz nicht."

JOHANNES MÜLLERS Wendung bestand philosophisch darin, daß er einsah, man könne nicht von einer Sinnesempfindung auf ein materielles Objekt als dessen Ursache schließen und noch viel weniger umkehrt, da die Sinnesempfindung, wie jede Lebensäußerung „spontan", also nicht bedingt sei. Über die Zuordnung der nicht kausal erklärbaren Lebensäußerung zu den (im System der kausal geordneten Bedingungen des Lebens) empirischen Tatsachen der kausal verknüpften Erfahrung spricht J. MÜLLER in seiner Bonner Antrittsvorlesung. Nicht die Lebenserscheinung darf als Folge aus den empirischen Tatsachen erwartet werden, sondern diese dienen nur, um der Lebenserscheinung, die primär durch die lebendige Anschauung erfaßt wird, richtig zu deuten. Das Primäre ist für MÜLLER die Sehsinnsubstanz, die durch die Erfahrung der anatomischen, neurologischen und physiologischen chemischen Erfahrungen am Auge richtig gedacht wird.

Schon früher in der deutschen Romantik hatte CARUS sich mit den Beziehungen der Affektsituationen, auch soweit sie sich körperlich auswirken, beschäftigt, aber wir werden im folgenden sehen, daß *die Eigengesetzlichkeit des Lebens* in Biologie und Medizin noch keineswegs zur uneingeschränkten Geltung gekommen ist. In unserer Zeit sagt ALEXIS CARELL, der durch die Gewebszüchtung ein unvergängliches biologisches Verdienst hat: „es wird nicht leicht sein, eine Doktrin abzuschaffen, die mehr als dreihundert Jahre die Vernunft der zivilisierten Menschheit beherrscht hat. In ihrer Mehrheit glauben die Männer der Naturwissenschaft an das ausschließliche Daseinsrecht des Quantitativen, die Vorherrschaft der Materie, die Trennung des Geistes vom Körper und eine untergeordnete Stellung des Geistigen."

„Das Materielle war endgültig vom Geistig-Seelischen geschieden", meint CARELL „und organische Strukturen und phy-

siologische Vorgänge erhielten einen viel größeren Wirklich-
keitsrang als die Begriffe Denken, Freude, Sorge, Schönheit.
Durch diesen Irrtum wurde die Kultur auf den Weg getrieben,
welche die Naturwissenschaft zum Triumph geführt hat."

Wir werden über den grundlegenden Wechsel im Weltbilde
der *modernen* Physik im Gegensatz zur dogmatischen Herrschaft der *klassischen* Physik noch später mehr zu sagen
haben, um verstanden zu werden. Schon jetzt sehen wir,
wenn es eine Eigengesetzlichkeit des Lebens gibt, auch ohne
daß man sich zum Vitalismus oder Neovitalismus bekennen
muß, und wenn wir aussagen dürfen, „die Zelle lebt", und
weiter, „*was Leben sei, ist nicht zu erklären*", daß Wege frei
geworden sind für den Biologen und ganz besonders auch für
den Arzt, auf denen sich einige wenige Ärzte seit alter Zeit
immer haben bewegen wollen, und immer wieder wurde ihnen
die Bahn versperrt durch das leidenschaftliche Glaubensbekenntnis der meisten, darunter auch sehr bedeutender
Ärzte und Naturforscher, mit der Behauptung, daß nur das
Weltbild der klassischen Naturwissenschaft Gültigkeit habe
und daß in unserem Denken, Beobachten und Erschließen es
unwissenschaftlich sei und kein Recht auf Gültigkeit habe,
über eine Naturanschauung hinauszugehen, die eine abso-
lutistische Allgemeingültigkeit geradezu als Weltanschauung
beanspruchte.

Seit ich im humanistischen Gymnasium zu einem naturwissenschaftlichen Verein gehörte, war ich entsetzt von
Büchners „Kraft und Stoff" und von Haeckels „Natürlicher Schöpfungsgeschichte" als Produkten eines platten
Materialismus, dem gerade von der Jugend weitverbreitet
gehuldigt wurde bis zu jenem unduldsamen, stupiden Reli-
gionsersatz des Monismus von Ernst Haeckel. Gerade der
jüngst verstorbene Aschoff schilderte noch in einem Vortrag
über den Darwinismus vor wenigen Jahren in Berlin, wie er und

seine Freunde von HAECKEL ergriffen gewesen seien, wie
er sich erst langsam in Jahren von diesem epigonalen Darwinismus habe lösen können. Mir waren damals schon die Vor-
träge DU BOIS-REYMONDS in die Hand gekommen, mit jener
Diskussion über die Welträtsel und seinem Ignoramus und
Ignorabimus. Bald erfuhr ich, daß in den Grundfragen
VIRCHOW und HERTWIG, der Anatom, sich zustimmend zu
DU BOIS eingestellt hatten. Seit dieser Zeit hat mich der da-
malige Streit nie zur Ruhe kommen lassen und wirkte sich
in eigenen klinischen Einzelleistungen aus, die ich in einem
bewußt subjektiven Buch der „Funktionellen Pathologie"
vor mehr als zehn Jahren veröffentlicht habe. Kein Zweifel,
daß die Mediziner seit Hippokrates Zeiten in einen Widerspruch zur klassischen physikalischen Naturwissenschaft
immer wieder geraten sind, während jetzt mir ein Ausgleich
möglich scheint, den ich vor zwölf Jahren deshalb nicht sah,
weil ich noch nichts von der Wandlung zur modernen Physik
wußte, die im Umfang ihres Weltbildes viel bescheidener geworden ist, da sie einsieht, daß die exakten Naturwissenschaften keine allumfassende Weltanschauung zur Darstellung
bringen und folglich die Biologie mit der Medizin, wenn sie
ihr eigenes Weltbild hinzufügt, sich ausgleichend zu den
modernen physikalischen Erkenntnissen fügen kann, beide
im Bemühen, die leider fast verlorengegangene philosophische Bildung zu erneuern. *Es geht also um höchste Güter
geistiger Kultur, um den deutschen philosophischen Idealis-
mus. Der akademischen Jugend gilt dies Bekenntnis, gerade
während sie in diesem gewaltigen Einsatz des Kampfes ums
Dasein steht.* Ist doch schließlich alles, was wir von der
Natur erfahren, unsere subjektive Wahrnehmung, mag es
sich um Wahrnehmungen mit noch soviel Sinnestäuschungen
in unserer Innenwelt handeln oder um Wahrnehmungsmaterial
aus der sog. realen Außenwelt, in die wir so sehr mit unserer

subjektiven Wahrnehmung eingeschlossen sind, daß auch die Feststellungen der modernen Physik sich bewußt geworden sind, die subjektive Wahrnehmung zu ihrer einzig gesicherten Grundlage zu haben.

So muß ich zunächst einiges aus eigenen Äußerungen bringen, das nicht in der „Funktionellen Pathologie" steht, **meist** von mir schon früher ausgesagt **ist**, als Beweis, daß die Probleme auch vor der Wandlung zur modernen Physik von der Klinik gesehen wurden, soweit man sich dafür überhaupt interessierte, was freilich nur sehr vereinzelt geschah und geschieht.

„Es gibt Grenzen, die der Erkenntnis der Gegenwart gesetzt sind, und auch wohl Grenzen, die alle Zeit unüberwindlich sein werden, denn schließlich bleibt alles doch nur die Vorstellung, die der höchste Säuger in der Reihe der Tierwelt, der Homo sapiens, sich vom Universum gemacht hat. Da liegt die Grenze gegenüber der Welt, in die wir gesetzt sind, deren Endlichkeit wir nicht begreifen können, deren Unendlichkeit uns nicht vorstellbar ist." (1922.)

„Ich empfinde den Mangel einer rein psychologischen Betrachtungsweise in der Neurosenlehre, die fast außerhalb unseres rein naturwissenschaftlichen Denkens liegt, und doch sollten wir keine Angst haben vor dieser Metaphysik, ja man kann zweifeln, ob man sie als metaphysisch bezeichnen muß." — „Ich unterhalte mich mit einem anderen Menschen, er versteht mich, ich beeinflusse ihn im Gespräch, so daß er etwas lernt, z. B. auf einer Tagung. Nun will ich diesen Vorgang dem anderen Individuum naturwissenschaftlich beschreiben, da komme ich stets an eine Stelle in der Region zwischen seinen Sinneseindrücken und seinem durch mich veränderten Fühlen, Wissen oder Willen, die bisher noch keine naturwissenschaftliche Beschreibung lückenlos hat darstellen können. Naturwissenschaftlich erklären heißt ja nicht die Phänomene wahrnehmen und sie in ihrer Folge schildern — das bewußte Fühlen, Denken, Wollen, also auch jedes Gespräch enthält ein Unverstandenes, naturwissenschaftlich nicht zu Beschreibendes. Das steht schon ähnlich in den „Prolegomena einer jeden künftigen Metaphysik" von IMMANUEL KANT. Aber uns da vor jener Metaphysik zu bangen, ist kein Anlaß. Man mache sich in diesem Zusammenhang wenigstens klar, daß in einer noch so raffinierten psychotherapeutischen Methodik nichts Metaphysischeres steckt als in jedem Alltagsgespräch und jeder Lust oder Unlust, die uns trifft. Das ist schon vor KANT gewußt worden und durfte nie vergessen werden. Der Büchner-Haeckel-Generation blieb es vorbehalten, vor den Grenzen dieser Erkenntnis, statt sie schlicht einzugestehen, Angst oder Wut zu haben, so sehr, daß die meisten von uns sie als Grenzen nicht sehen, obwohl sie ständig darüber stolpern." (1924, Hauptreferat auf der Tagung der Deutschen Gesellschaft für innere Medizin.)

„Die Mission, auf den Kranken einzuwirken durch unsere ärztliche Persönlichkeit, empfangen wir nicht aus der Welt der Objekte, so wahr es keine Prädestination gibt im Sinne einer Determiniertheit allen Geschehens vom Anfang bis zum Ende dieser Welt. Zu unserer Umwelt als Helfer gehört die Verantwortung, der Opfersinn, der freie Entschluß aus dem Reich der ärztlichen Ethik. Das mag ein metaphysischer Glaube sein, dann liegt er jenseits der physikalischen Kausalität, die wir aufs höchste achten und immer dann anwenden müssen, wo sie irgend anwendbar ist, deren Regeln wir aber nicht verallgemeinern dürfen auf Gebiete, die dem Kausalgesetz nicht zugänglich sind, weil auf sie naturwissenschaftliche Methodik nicht anwendbar ist."

„Naturwissenschaftlich gebildeter Arzt sein heißt: nicht restlos aufgehen in kausalem Mechanismus, sondern im

Lernen und Forschen, im Ringen um alles Wissenswerte und alles Erfahrungsmögliche uns bewußt zu bleiben der Grenzen naturwissenschaftlichen Erkenntnisvermögens."

„Das Eigentümliche nicht des Willensvorgangs, sondern aller durch die Schau nach Innen, jene Introspektion wahrgenommenen Lebensvorgänge ist reales Erlebnis unserer Wahrnehmung und bleibt dabei ein metaphysisches Rätsel."

„Ich meine, wir müssen für das letzte und größte Problem unter den Welträtseln DU BOIS-REYMONDS, indem wir uns zur Willensfreiheit bekennen, erklären, daß die Kausalität zwar als ein Mittel zum Ordnen und Erforschen der leblosen Welt unumgänglich notwendig ist, und daß ihre Brauchbarkeit durch alle Errungenschaft der Physik und Chemie, wie durch alle technischen Erfindungen, grandios erwiesen ist. Auch für die biologische Welt arbeiten wir, wenn wir sie erschließen wollen, mit der kausalen Betrachtungsweise als der *einen* Form des Denkens, schon hier aber und nicht erst in der rein psychisch-subjektiven Welt benötigen wir die finale Betrachtungsweise, die Teleologie, während im psychischen Innenerleben Kausalität und selbst Finalität nicht ausreichen gegenüber der inneren Wahrnehmung des freien Willensentschlusses, oder etwa dem schöpferischen Gedanken; so wenigstens will es mir scheinen."

„Naturwissenschaft wurde überschätzt, als sie Surrogat einer Weltanschauung sein wollte . . ., der Arzt vernachlässige nicht das nicht mechanisch Erfaßbare, weil es gerade beim Menschen ihm durch Erfahrung zugänglich ist, zum Material seiner Wahrnehmung gehört und ihm unbedingt notwendig ist zur Deutung des Verhaltens seiner Patienten, ja zum Verstehen vieler körperlicher Erscheinungen, die empirisch unleugbar in einer Beziehung zur seelischen Situation des Kranken stehen, an die wir aber mit der Gesetzlichkeit, Ursache und Wirkung nicht herankönnen." (1922.)

Soweit Zitate aus meinen früheren Arbeiten. —

In unseren Tagen hat keiner sich klarer zum gleichen Standpunkt bekannt als der Physiker HEISENBERG: Er erwartet nicht, daß ein direkter Weg des Verständnisses von den Bewegungen der Körper in Raum und Zeit zu seelischen Vorgängen führen könnte, aber er weiß, daß die Vorstellung von einer objektiv in Raum und Zeit ablaufenden Welt nur eine Idealisierung der Wirklichkeit ist aus dem Wunsch heraus, zu objektiveren. „Wir geraten durch das Verständnis der erkenntnistheoretischen Situation der modernen Physik auch in eine andere Stellung zu der Frage, wo etwa jene Bereiche der Wirklichkeit, die wir mit den Worten ‚Bewußtsein‘ und ‚Geist‘ charakterisieren, in dem naturwissenschaftlichen Weltbild unserer Zeit stehen können. In dem Weltbild der klassischen Physik gab es als feste Grundlage aller Erkenntnis jene objektive Realität der Vorgänge in Raum und Zeit, die völlig unabhängig vom geistigen Geschehen ablaufen sollten nach den Naturgesetzen, die sich selbst wieder nur auf solche ‚objektiven Vorgänge‘ beziehen. Ein Weltbild muß aber wenigstens grundsätzlich *alle* Bereiche der Welt umfassen können, in ihm muß jedem Bezirk der Wirklichkeit ein bestimmter Platz zugewiesen sein. Gerade an dieser Forderung waren ja die Mängel des an der klassischen Physik orientierten Weltbildes so deutlich zutage getreten; denn die geistigen Bereiche kamen in jenem Weltbild gewissermaßen nur als der in ihm nicht enthaltene Gegenpol, der materiellen Realität vor. Das Begriffsgerüst der klassischen Physik war zu starr, um neue und andersartige Erfahrungen ohne Zwang in sich aufnehmen zu können." (HEISENBERG.)

Ich meine, daß diese Gegenüberstellungen zwischen dem, was die Hippokratischen Schriften von den Heilbestrebungen in der Natur lehrten, bis zum bedeutendsten ärztlichen Biologen JOHANNES MÜLLER hin, der nur von wenigen nicht

34

vergessen wurde, die immer wieder wie DRIESCH, VIKTOR
VON WEIZSÄCKER und auch ich selbst auf den Widerspruch
hinwiesen zwischen der Naturwissenschaft, die von der
klassischen Physik restlos beherrscht war, und auf die Probleme, die damals, als wir Ärzte den Widerspruch sahen,
nicht anerkannt wurden, schon durch jene wenigen Zitate
herausgestellt sind. Sie zeigen, daß erst die Wandlung im
Weltbilde des Physikers den vorläufig nur wenige Physiker
von der klassischen zur modernen Physik vollzogen haben,
für den Arzt endlich weite Gebiete, in denen von der klassischen Physik kein Platz gelassen war, sich auftun. Das, was
ohne Absicht vom kausalen Mechanismus physikalischer
Naturwissenschaft deshalb verschwiegen wurde, weil man es
nicht sah, ist durch jenen Wechsel im Weltbild des modernen
Physikers für die medizinische Forschung zurückgewonnen.
Gerade deshalb sind skeptische Einwände, oder Zweifel
klassisch orientierter Physiker uns nicht einleuchtend, weil
Medizin den Ausgleich alter Widersprüche feststellen kann,
die bis in den Alltag des Arztes reichen, der wirken will in
der Überzeugung, daß er das Leiden seiner Kranken so oft
heilend ändert.

C. F. VON WEIZSÄCKER sagt als Heisenberg-Schüler in
diesem Sinne: *„die Naturwissenschaft irrt nicht in dem, was
sie aussagt, aber in dem, was sie verschweigt.“* Der große fran-
zösische Physiker Prinz L. DE BROGLIE meint, *daß der Determinismus*, der den Physikern vergangener Zeiten so teuer
war, *ins Wanken gerät*. Wir betonen, daß hinter allem Einzelnen jenes gewaltige, entscheidende, weltanschauliche Problem
des Lebens steht, denn Anschauungen, die nicht mehr zur
Deckung zu bringen waren, als die klassische Physik und die
ihr folgende Naturwissenschaft seit der Renaissance ihren
Triumphzug fortsetzte, der immer noch weiter schreitet und
ja nicht verkleinert werden soll, der auch die gesamte Tech-

nik **sich** entfalten ließ, sind dennoch keine umfassende Weltanschauung. Einzelne Ärzte und Biologen mit ihren Einwänden konnten nicht aufkommen, obwohl sie längst bemerkt hatten, daß jenes klassische Weltbild sie deshalb nicht befriedigen konnte, weil es sich gegen die unmittelbarste Erlebnisform der inneren Wahrnehmung stellte und ebenso gegen eine Naturanschauung, wie sie etwa zum Kreis um GOETHE gehört.

Sobald aber der moderne Physiker zugibt, daß sein Weltbild nicht den Grad von einer Allgemeingültigkeit hat, an dem festgehalten wurde, trotz der Ungereimtheit der unentrinnbaren Vorausbestimmung und der ethischen Forderung der Willensfreiheit, ist dieser fundamentale Konflikt im Denken des menschlichen Geistes aufgehoben. Die moderne Physik läßt nun den Raum frei für ein Weltbild, das freilich erst anschaulich und fest gefügt werden muß, soll nicht Verwirrung, sondern ein fruchtbarer Ausgleich entstehen. *Wir suchen ein Bild der Welt*, das zum inneren Erleben und zur schöpferischen Entwicklung der belebten Natur paßt, und die gewaltige Aufgabe der Zukunft wird es sein, daß beide Weltbilder sich zu einem einheitlichen Schauen verbinden. Der Physiker BOHR, ich muß es hier wiederholen, spricht es ja schon aus, daß eines Tages dieselben Feststellungen, die den Zusammenbruch des klassischen physikalischen Weltbildes hervorgerufen haben, ihren Platz in den Theorien der Biologie finden werden. Ein näheres Eingehen, so meint L. DE BROGLIE, auf solche Fragen wäre ohne Zweifel verfrüht, er will es dem philosophischen Leser überlassen, darüber nachzudenken.

Mit jenem Hinweis auf die Philosophie, im speziellen auf die Erkenntnistheorie, ist eine Hoffnung ausgesprochen, die zum Weltbild der neuen Physik sich offenbar gerade eben fügt. Uns aber scheint von dorther das Licht zu kommen, denn der gemeinsame Boden, auf dem wir Ärzte und Biologen und auch die modernen Physiker stehen, ist schließlich doch die Wahrnehmung des Menschen, es mögen die Apparate zur Wahrnehmung durch noch so subtile Verfeinerungen und geniale Experimente bedeutende Ergebnisse zeitigen, sie werden doch immer auch zur Erkenntnis führen, daß im Ergebnis jedes Versuches der experimentierende oder beobachtende Mensch mit enthalten ist mit seiner subjektiven Wahrnehmung. In dieser Auffassung von der subjektiven wahrnehmenden Erkenntnis, von der sich keiner lösen kann, liegt der Schlüssel, der uns eine Welt eröffnen wird, in der die Begriffe und Anschauungen, die Physik und Chemie, die Biologie und Medizin geschaffen haben, nicht mehr gegeneinander stehen, sondern einst zur Einheit einer großen Naturanschauung des wahrnehmenden Menschen, in der er mit enthalten ist, sich zusammenfügend vereinigen werden. Das denken wir in aller Bescheidenheit, denn ein restloses Verstehen und eine Lösung aller Fragen nach dem „Warum" erwarten wir nicht, die „Grenzen der Menschheit" liegen auch darin beschlossen, daß es sich immer nur um unser menschliches Handeln und Erleiden, Wahrnehmen und Empfinden handelt.

Kein Mensch denkt in seinem gelebten Leben anders, als daß er sich entscheiden kann. Auch kein Kliniker, wenn er eine Vorlesung hält, Visite macht oder zum Konsilium geht oder nicht geht, hat eine andere Vorstellung, als daß er bei dem, was er tut oder unterläßt, sich entscheidet. Wir empfinden es also als unmittelbare Erfahrung aus unserer inneren Wahrnehmung, daß wir im Denken und Handeln frei sind, daß wir eine Führung verantwortlich übernehmen, daß der Arzt gerade aus seiner Wahrnehmung heraus Subjekt ist und analog auch der Kranke Subjekt. Wohl ahnen wir, daß oft unser Entschluß nur relativ frei ist, gelenkt durch unseren erbbedingten Charakter und beeinflußt von allen Erlebnissen her, die uns im Leben gewandelt haben, ja oft wissen wir es nicht, daß Motive aus den dunklen Hintergründen des Unbewußten unbemerkt unser Handeln beherrschen, aber das alles scheint uns nicht so, als wenn ein unentrinnbarer Zwang vorläge, ein fatalistisches „Schicksal", ohne ethische Verantwortung. Ich meine, man kann die uneingeschränkte Kausalität der exakten Physik auch nicht dadurch für den Menschen retten, daß man mit PLANCK sagt, wenn wir alle Motive und alles Vorausgehende lückenlos und präzis ermitteln könnten, wie der Mensch es niemals kann, würde das unentrinnbare Schicksal die notwendige Schlußfolgerung sein. Nicht also am Unvermögen unserer vollen Erkenntnis liegt unsere Erfahrung und unsere Überzeugung von der Freiheit des Handelns und Denkens, sondern daran, daß wir trotz aller erkannten oder unerkannten Motive als unmittelbares Erlebnis wissen, daß wir nicht absolut gebunden sind, und wir werden sehen, daß es Vergleichbares selbst in der leblosen Welt der „Objekte" gibt, an deren Existenz wir festhalten, nicht nur, weil wir sie naiv so wahrnehmen, sondern *weil die Errungenschaften der Naturwissenschaft und der Technik unbestreitbar sind, auch wenn sie auf der unbeweisbaren Behauptung aufgestellt sind, es gibt: „eine reale Außenwelt"*, von der wir freilich nichts wissen, wenn wir unsere Wahrnehmungsart, also die subjektive, aus dieser Außenwelt herausnehmen könnten. Eines ist uns durch JAKOB VON UEXKÜLL klargemacht, daß die Umwelten der Pflanzen und Tiere für jede Pflanze und jedes Tier, ja auch für den Menschen verschieden sind, ja UEXKÜLL geht so weit zu meinen, daß die Umwelt eines Handwerkers, eines Bauern, eines Physikers oder eines Arztes eine verschiedene ist, weil sie durch ihr Denken und Handeln mitbestimmt ist. Für unser Bewußtsein, nicht nur für unsere ethische Verantwortung, sondern für jeden schöpferischen Gedanken, ja für jedes noch so bescheidene ärztliche Schaffen ist die Meinung untragbar, daß alles unentrinnbar vorausbestimmt ist, etwa wenn wir ärztlich noch so schlicht beraten oder sonstwie behandeln, oder wenn wir operieren, wenn wir trösten und seelisch aufrichten, wenn wir die biographische Katastrophensituation eines Menschen durch Aussprachen ermitteln, um auch hier helfend eingreifen zu können.

Jede schöpferische Großtat, auch eine Erfindung, jeder geniale Gedanke sollte nur um des klassischen, naturwissenschaftlichen Weltbildes willen lediglich die Auswirkung sein des Kausalitätsgesetzes, obwohl wir vom Objekt nur die Teile erkennen können, die unserer Wahrnehmung zugänglich sind, also höchstens von Bruchstücken ausgehen, etwa vom Torso des „Dinges an sich", das uns nur als der Teil zugänglich wird, dem wir subjektiv zugehören und nie vom Ganzen, das unerkennbar ist. Das Ganze aber lückenlos und objektiviert festgestellt, wäre die Voraussetzung einer Allgültigkeit einer Kausalität ohne wahrnehmende Menschen. Die subjektiv wahrgenommenen Ich-bezogenen „Dinge" sind bei den einzelnen nach Begabung und Ausbildung sich unterscheidenden Menschen und erst recht etwa beim Vergleich, sagen wir zwischen Hund und Mensch, sicher recht verschiedenartige in deren Wahrnehmung, es gibt auch Menschendinge und Hundedinge, würde JAKOB VON UEXKÜLL sagen, ja vielleicht hat er es so gesagt. Wenn wir uns selbst betasten, oder betrachten, meinen wir naiv, daß wir Objekt sind, und wenn es in uns denkt, also in der seelischen Innenschau, daß wir Subjekt sind. Wären das zwei Vorstellungsinhalte, die nicht ständig sich verweben, ließen sich zwei getrennte Bereiche beschreiben, aber wir merken schon, daß Subjekt und Objekt eine methodische Trennung ist durch unsere subjektive Wahrnehmungsart und daß das Problem ganz ähnlich liegt wie bei Körper und Seele, es ist wie ein ständiges Hin und Her. *In unserem subjektiven Wahrnehmen bleiben wir aber ständig, ohne je aus uns heraustreten zu können, deshalb bleibt jede Wahrnehmung aus der realen Außenwelt im Grunde subjektiv.*

Im ärztlichen Leben sehen wir, seit CARUS es zuerst betont hat, in seinem Beispiel von Trauer und Träne, daß wir wechselnd mit materieller und psychischer Wahrnehmungsart beobachten und beschreiben, subjektiv sind beide Aspekte, aber von der Trauer erfahren wir mit andersartiger Wahrnehmung als von der Träne. Wir kommen keinen Schritt weiter, wenn wir zur physischen Kausalität die psychische Kausalität fügen und alten Deutungen folgen der Wechselwirkung, des Parallelismus, der Korrelation oder der funktionalen Beziehung. Nehmen wir es als eine ganz naive Feststellung hin, daß durch Keimdrüsenstoffe eine alternde Frau sich besser fühlt, fröhlicher wird und sowohl körperliche wie seelische Mißempfindungen zum Ausgleich zurückkehren. Veranlassen wir die Schilddrüse, wenn sie zuviel leistet, vom Stammhirn her weniger erregt und mengenmäßig weniger von ihrem chemischen Wirkstoff zu fabrizieren, hört sowohl das Zittern und Schwitzen, das Herzklopfen und die Pulsbeschleunigung, als auch die seelische Erregtheit auf. Wir haben nicht durch solche Beruhigungsmittel des Stammhirns in zwei getrennte Welten eingegriffen, sondern wir haben uns in *einer* Welt bewegt, die nur deshalb einst geschieden war, weil die subjektive Wahrnehmung uns getrennt schien, die Wahrnehmung vom Objekt (Träne) und vom Subjekt (Trauer). Es sind Gesamtvorgänge, die beide mit subjektiver Wahrnehmung des beobachtenden Arztes, oft genug auch des Kranken wahrgenommen werden, und nur die Art und Weise, wie wir sie wahrnehmen, ist zwar verschiedenartig, aber dennoch ein Ganzes. Dazu ein Gleichnis: eine glühende Kohle leuchtet rot, strahlt Hitze aus, und wenn wir sie anfassen, würden wir uns die Finger verbrennen, im Kachelofen wärmt sie das Zimmer, auch uns, und uns wird behaglich. Wir erkennen also eine Gesamtsituation mit verschiedenen Wahrnehmungsmethoden, sie alle bleiben subjektive Wahrnehmungen, in denen wir unlösbar mit enthalten sind, so daß sich die Frage nicht beantworten läßt, was übrig bliebe vom Ding an sich, wenn unsere subjektive Wahrnehmung daraus entfernt werden könnte. Das sind kaum mehr Probleme, denn ihre Ungelöstheit, ja Unlösbarkeit ist einleuchtend, hat aber nichts damit zu tun, daß der Physiker wie der Maler oder der Schuster sich mit wahrgenommenen „Objekten" beschäftigt, als wären sie als Dinge Objekte einer Außenwelt unabhängig von ihm vorhanden; *es bleibt praktisch dabei, daß sie nach dem ordnenden Gesetz der Kausalität für uns in Zeit und Raum zu verlaufen scheinen für unsere Wahrnehmung, auch für unser Handeln und gerade auch für naturwissenschaftliche Forschung, wie erfindende Technik. Diese Objektivierbarkeit* bleibt *praktisch* für jeden Menschen eine Realität mit der Feststellung, die wir wiederholen: „*die Naturwissenschaft irrt nicht mit dem, was sie behauptet*" (C. F. VON WEIZSÄCKER). Vielleicht empfindet gerade auch der ärztliche Leser diese Auseinandersetzungen als zu theoretisch oder gar überflüssig, als wenn es nun trotz allem Vorgebrachten de facto beim Alten bliebe. Ich darf ein ärztliches Beispiel aus meiner Studentenzeit wiedergeben: ein so großer Kenner des Gallensteinleidens, der auf diesem Gebiet bahnbrechend geforscht hat, wie BERNHARD NAUNYN, dessen unbedingte und kompromißlose Treue zur exakten Naturwissenschaft oben zitiert wurde, lachte eine Kranke aus, als sie behauptete, durch einen häuslichen Ärger wieder ihre Gallenkolik bekommen zu haben, sie hatte ja Steine in ihrer Gallenblase und damit war für den Arzt um 1900 das Kausalitätsbedürfnis befriedigt. Ein Menschenalter später, und wir wissen, durch Studien an

meiner Klinik, daß der Hohlmuskel der Gallenblase, von den
Nervenbahnen her erregt, sich zusammenzieht, einen Stein
zum Ausgang schleudert, der dort stundenlang eingeklemmt
bleiben kann, bis die Erregung der Muskulatur vorüber ist,
die Gallenblase erschlafft und der Ventilstein zurückfällt.
Diese Erregung läßt sich aufheben mit Atropin, welches die
glatte Muskulatur lähmt, und sie läßt sich verringern mit
einem Mittel, welches die „Zentren" im Gehirn, die in Erregung versetzt sind, dämpft, etwa einem Barbital, so daß die
heftigen Erregungen nicht mehr vom Gehirn durch die Nervenbahnen der Eingeweide zur Muskulatur der Gallenblase
geraten. Kausal gedacht ist also mechanisch der Gallenstein
schuld, den NAUNYN allein gelten ließ, aber die seelische Erregung trägt die Mitschuld, ja ist entscheidend bei jener
Kranken für die Auslösung des Anfalles als der schmerzhaften
Gallenblasenaktion, und unser Wissen von den Dämpfungs-
mitteln an der Peripherie also der Gallenblase und an den
zentralen Stellen des Gehirns gibt uns die Möglichkeit zu
helfen, die wir früher nicht kannten. Zerspaltet man den Gesamtvorgang nicht methodisch in zwei getrennte Bereiche,
Körper und Seele, Soma und Psyche, sondern erkennt einen
Gesamtvorgang, der nur durch verschiedene subjektive Wahrnehmungsarten zu verstehen ist, etwa das Anschauen eines
Röntgenfilms, die Schilderung des Kranken eines typischen
Schmerzverlaufs, den auch NAUNYN nur zu gut kannte, und
die Mitteilung der Kranken über ihren Ärger, die wir erst
jetzt für unsere Vorstellung uns ärztlich zurechtlegen können,
so ist das Ganze, mit verschiedenen subjektiven Wahrnehmungsmöglichkeiten sich äußernd, doch ein einheitlicher
Vorgang, selbst wenn an der Wahrnehmung zwei Subjekte
beteiligt sind, der Kranke und der Arzt. *So formuliert, wird
jeder Arzt meinen, das seien Selbstverständlichkeiten, und gerade deshalb wird als Beispiel für tausend andere ihm gesagt,*

*daß in einer ruhmreichen Epoche der Klinik, die ein Menschen-
alter hinter uns liegt, auch der gelehrteste Arzt nur einen Teil
des Zusammenhanges begriff und dem Kranken, der richtiger
urteilte, seine Gallenkolik käme vom Ärger, bitter unrecht tat,
ja ihn auslachte.* Man könnte von jedem Organ, fast von jeder
Drüse, soweit sie Stoffe fabriziert der inneren Sekretion, von
allen Organsystemen, vom Einfluß krankhaften Geschehens
auf körperliche wie seelische Zustände endlos ähnliches berichten; es ist zu einem kleinen Teile für das ärztliche
Denken später in dieser Schrift niedergelegt und wird zeigen,
daß die seelischen Zusammenhänge mit Abläufen, die uns
körperlich-materiell scheinen, in einem jetzt erst selbstverständlich gewordenen Zusammenhang stehen, den wir Ärzte
brauchen zum Verständnis unserer Kranken und des einheitlichen Krankheitsgeschehens. *Das ist der große Fortschritt der
jüngsten Zeit, in der das Weltbild des Arztes, des modernen Physikers und Biologen mit der philosophischen Erkenntnis har-
monieren könnten.*

Es erscheint mir in diesem Zusammenhange wichtig, das
Verhältnis des ärztlichen Denkens, bis zur Forschung der
Klinik hin, deshalb kurz zu skizzieren, weil gegenüber den
Naturwissenschaften, schon innerhalb des Gebietes der Medizin, so oft Mißverständnisse aufgetaucht sind, welche darauf
beruhen, daß die theoretischen Fächer, z. B. Physiologie oder
Pharmakologie, nicht die klinische Denkart einsehen, da die
Arbeiten und Ergebnisse im Rahmen der Klinik oft gewagt
erscheinen und sich in ihrer Methodik und in ihrem Denken
nicht genügend an das Vorbild der exakten Naturwissenschaften, etwa der klassischen Physik oder Chemie, halten.

Hinter dieser Meinung verschiedener Wertigkeit der for-
scherischen Leistung steht im Grunde das gesamte Problem,
das uns hier beschäftigt, ob eben die klinische Medizin restlos
auf exakte Naturwissenschaft im kausal-mechanistischen

Sinne zurückführbar ist und ob es berechtigt ist, den Vorwurf der Klinik zu machen, daß sie mit dem klassischen Weltbild der Naturwissenschaft nicht auskommt, oder ob wir uns der Wahrheit und damit der Wirklichkeit nicht eher nähern, wenn wir uns darüber klarwerden, daß *gerade exakte Naturwissenschaft ihre Grenzen hat und erst mit dem Glauben ihrer unbegrenzten Gültigkeit, indem sie mit dem Anspruch auftrat, eine alles umfassende Weltanschauung zu sein, über die Grenzen weit hinausging, die ihr durch ihre Methodik gesteckt sind.* Ich erinnere daran, daß der große russische Physiologe PAWLOW eine Fülle exakten experimentellen Tatsachenmaterials namentlich am Hunde bewundernswert ermittelt hat, auf Grund dessen er die Lehre von den „bedingten Reflexen" aufgestellt hat, aber schließlich gemeint hat, man könne die höchste Nerventätigkeit der psychischen Tätigkeit gleichsetzen, während die Klinik immer wieder lehren mußte, daß schon das Schema Reiz und Reizbeantwortung nicht ausreicht, um darauf „alle Funktionen der höheren Tiere und des Menschen" zurückzuführen. Trotz der unbestrittenen Größe PAWLOWS als scharfsinnigstem experimentellen Physiologen, nähert er sich in der Verallgemeinerung seiner Feststellungen, weil sie weit über das Festgestellte hinausgehen, etwa jener Anschauung von Lametrie, der in der alten Zeit den Menschen als Maschine aufgefaßt hat („l'homme machine"). In beiden Männern ist es das Bestreben, die innere Wahrnehmung von Fühlen und Denken, von Trieben, Vorstellungen, Wünschen aus dem wissenschaftlichen Forschen ganz zu eliminieren, Geist und Bewußtsein als irreleitende, unwichtige Nebenerscheinungen aufzufassen, also gerade dasjenige, was dem Menschen unmittelbar sicher gegeben ist und in seinem inneren Wahrnehmungsmaterial ja überhaupt wichtiger ist als alles andere.

Man kann das Kardinalproblem des biologisch Organisierten nur in Regulationen zu sehen versuchen. Der Physiologe WILHELM TRENDELENBURG hat in einer akademischen Rede (1929) „Über Einheitlichkeit und Anpassung in den Lebenserscheinungen" dieses kritisch so formuliert: „So sehen wir als einheitliches und wesentliches Kennzeichen des Lebensgeschehens auf allen seinen Stufen die Fähigkeit, Störungen des inneren Getriebes der mannigfachsten Art auszugleichen, die Funktionsbereitschaft zu erhalten, die ‚Ganzheit' wiederherzustellen". Versagt nicht schon, um das zu verstehen, die exakte Naturwissenschaft, etwa Physik oder Chemie?

Wer über den Begriff der *Regulation* und Anpassung nachdenkt und diese Fähigkeiten lebenden Organismen und in der Klinik gerade auch dem Menschen zuschreibt, mit den Regulationsstörungen und dem Ausgleich von Regulationsstörungen und dabei mit Begriffen arbeitet wie Kompensation und Dekompensation, der müßte einsehen, daß um all diese vielen biologischen Vorgänge, auf die wir in allen Organsystemen stoßen, mag es sich um Neuroregulation handeln und um den problematischen Begriff von zerebralen „Zentren", die der Regulation vorstehen und Impulse empfangen (zentripetal) und beantwortende Impulse wieder hinausschicken (zentrifugal) an die Erfolgsorgane, oft genug die kausal-mechanische Erklärung des klassischen naturwissenschaftlichen Begreifens fehlt, auch wenn wir chemische Feststellungen hinzufügen und etwa vom Vagusstoff Acetylcholin oder dem Sympathikusstoff, dem Adrenalin, sprechen, Stoffe, welche ihre Nervensysteme erregen und von jenen Nerven zur chemischen Produktion angeregt werden („cholinergisch" und „adrenergisch").

Wenn wir beobachten, wie viele Einrichtungen bei Mensch und Tier, auch bei der Pflanze, vorhanden sind, durch die jedes lebende Wesen sein Leben aufrecht hält, ja daß das Einzelwesen die verschiedensten Möglichkeiten besitzt, einen

Wandel in seiner Leistung vorzunehmen — „Funktionswandel" —, zu seiner Lebenserhaltung, versagen die klassischen physikalischen Erklärungen, um zu begreifen, wie reguliert wird. Wir werden darauf noch später breiter zurückzukommen haben. Schon hier aber sollen einige Beispiele zeigen, daß wir ständig auch für den Menschen gerade in der Klinik solche Regulationen und Anpassungen studieren, die uns sinnvoll scheinen und bei denen uns jetzt die moderne Physik in den Stand setzt, unbedenklich vom „*Sinn*" zu sprechen, indem sie einen anderen Bereich der Wirklichkeit mit „sinnvollen Zusammenhängen" gelten läßt (s. später). Wir verstehen das nicht nur etwa für die Durchblutungsart einzelner Organe, wir kennen durch die Mangelkrankheiten (Avitaminosen) die Notwendigkeit „akzessorischer Nährstoffe", wie sie Franz Hofmeister wohl zuerst bezeichnet hat, und können mit ähnlichen Gedankengängen es formulieren, daß auch diese pflanzlichen Wirkstoffe — Vitamine — ebenso notwendig sind wie die tierischen Wirkstoffe — Hormone —, welche der Körper selbst, in jenen Drüsen mit innerer Sekretion, bildet. Auch hier also nehmen wir Kenntnis davon, daß neben den Problemen der Regulation des Nervensystems, Regulationen und Anpassungen in der Säftemasse angenommen werden müssen, humorale, für das Leben sinnvolle Regulationen, und erkennen deren Wirksamkeit, ja deren Unentbehrlichkeit gerade von jenen Krankheitsbildern her, wo zu wenig dieser Inkrete, also der tierischen Wirkstoffe, geliefert werden, oder ihre Fabrikation im Organismus sich nicht harmonisch vollzieht, während für den Gesunden die quantitative und qualitative Harmonie ähnlich vorausgesetzt wird wie für die Neuroregulation. Das gleiche könnte man von den Fermenten, die in verschiedensten Organen zum normalen Lebensablauf notwendig sind, sagen, die oft von Profermenten erst durch Aktivierung in hoch-

46

wirksame Fermente verwandelt werden und eine Tätigkeit entfalten, als Katalysatoren, die man auch in der unbelebten Welt kennt, indem bei einem chemischen Prozeß ein katalytisch wirkendes Agens, etwa Platin, eingreifen muß, um eine chemische Wandlung vorzunehmen, und der Katalysator, nachdem er eingewirkt hat, etwa für eine Oxydation, am Ende des chemischen Prozesses wieder frei wird und während der Aktion oft nur in kleinsten Mengen vorhanden zu sein braucht. Gewiß kann man diese katalytisch fermentativen Vorgänge mit exakten Vorstellungen des Chemikers beschreiben, aber im Zusammenhang des Lebens, also in der Biologie, vor allem aber in der Medizin, erkennen wir doch auch von jeher eine andere Art des Eingreifens, die wir, der modernen Physik folgend, jetzt ohne Scheu als „sinnvoll" bezeichnen dürfen, denn der Sinn des fermentativen Geschehens in der Zelle ist ebenso wie die Regulation des Blutkreislaufs auf lebenserhaltende Leistung und auf die veränderlichen Anpassungen als Funktionswandel eingestellt. Oft genug regelt die Nachfrage das Angebot. Führende Physiologen, wie HESS und REIN, schreiben vom Zweck oder Ziel einer Steuerung, setzen also ein sinnvolles Verhalten voraus. HESS offenbar mit vollem Bewußtsein, während REIN es noch nicht ahnt, der jüngst wieder gemahnt hat, am kausal-mechanischen Ablauf des Lebensgeschehens festzuhalten — ausnahmslos.

Um das verständlich zu machen, was wir meinen, werden folgende Beispiele gebracht:

Spät hat das Experiment, als es möglich war, am unverletzten Tier zu studieren, erkannt, daß die Kranzgefäße des Herzens dauernd vom Vagus her tonisiert, also in ihrem Querschnitt verengt sind und nur nach Bedarf, wenn der Herzmuskel bei vermehrter Tätigkeit mehr Sauerstoff braucht, also stärker durchblutet sein muß, so reguliert werden, daß die Koronargefäße sich weiten. Als man die Durchblutung

der Kranzgefäße am überlebenden Herzen studierte oder
auch an bestimmten physiologischen Präparaten, die vom Gehirn und den von dorther laufenden Nervenimpulsen getrennt
waren, fand man immer eine maximale Durchblutung des
Herzens, weil der Nervus Vagus zwischen Gehirn und Herz
durchschnitten war. Erst von den krankhaften Erscheinungen
her, am kranken Menschen beobachtet, also durch die Klinik,
mußte die Forderung aufgestellt werden, daß die für die Anforderung zu geringe Blutversorgung durch die Kranzgefäße,
wenn sie sich regulatorisch nicht weiten, bis zur gefährlichen
Katastrophe der Angina pectoris, meist mit schweren Herzschmerzen, führt, bis zur Erstickung von ausgedehnten Herzmuskelteilen, zum Herzinfarkt. Ohne jene klinischen Beobachtungen wäre die Tonisierung dieser Gefäße durch den
Nervus Vagus nicht erkannt worden, ebensowenig wie die vorhin erwähnte Gallenkolik im Zusammenhang mit emotionellen
Situationen, die übrigens auch für das Herz eine große Rolle
spielen, so daß Herzschmerzen bei Erregungen, wie wir vermuten, daher kommen, daß in der emotionellen Situation die
Kranzgefäße sich nicht weiten oder gar sich verengern und
dabei der Herzmuskel, vom antagonistischen Nerven ge-
peitscht, vom Sympathikus und seinem Wirkstoff, dem Adrenalin, mehr zu leisten hat, besonders wenn der sympathische
Reizzustand bei der Erregung sich auch so auswirkt, daß eine
Verengerung im Gesamtquerschnitt der kleinsten arteriellen
Gefäße eintritt und das Herz gegen einen erhöhten Wider-
standshochdruck arbeiten muß mit vermehrter Kraft. Wieder
ist es die Disharmonie des krankhaften Geschehens, also klinische Beobachtung, die auf die Harmonie des normalen Geschehens ein aufklärendes Licht wirft. Wir verstehen, daß der
normale Blutdruck ständig von den Nerven aus und von vielen
chemischen Stoffen reguliert wird, und die Zusammenarbeit
zwischen der Klinik und der Physiologie hat es erst ermög-

licht, daß man von „Blutdruckzüglern" sprechen kann, daß
wir weiter durch REIN wissen, daß der Wirkstoff Adrenalin,
auch wenn er noch nicht den Blutdruck steigert, für die Ver-
teilung des Blutes in den Organen wesentlich ist, ja daß vom
Herzen Reflexe oder dauernde neurale Umstellungen ausgehen, also wieder über Nervenbahnen, die in günstiger Form
die Herzarbeit erleichtern, in ungünstiger zu großer Intensität
den Blutdruck so erniedrigen, daß der Tod eintritt. Aber auch
zur psychischen Emotion und nicht nur zum Schmerz gehört
oft die „adrenergische" Blutdrucksteigerung, die mit einer
Adrenalinausschüttung einseitig kausal chemisch erklärt ist,
auch ebenso einseitig mit der „Psychogenie".

Erst wenn wir das Rückströmen des venösen Blutes als
Voraussetzung erkennen für eine gute Füllung der Herz-
kammern und damit eine normal große Entleerung der Herz-
kammer, begreifen wir, welche Gefahr darin liegt, wenn das
Blut „in der Peripherie versackt" und in ungenügenden Mengen zum Herzen zurückkehrt. Dem Herzen fehlt das Blut,
um es wieder hinauszuwerfen, der Puls wird klein, der Blutdruck sinkt, und der Tod kann eintreten. Auch der Diabetes,
die Zuckerkrankheit, wird besser begriffen, wenn wir sie als Re-
gulationsstörung auffassen, und so erst wurde der Weg frei
zur vernünftigeren Anwendung des **Hormon**-Medikaments für
Zuckerkranke, des Insulins, aber jeder Erkältungsinfekt wie
jede seelische Erschütterung kann die erreichte günstige Bilanz plötzlich zerstören. Auf die Bedeutung einer „Dyskrasie"
im Blut ist ein praktischer Arzt, Dr. VON BASEDOW, gekommen, indem er die wichtigsten Symptome der später nach ihm
benannten Krankheit beschrieb, ohne noch zu sehen, daß die
Schilddrüse mit ihrer gesteigerten chemischen Leistung im
Mittelpunkt der Krankheit stand, während wir heute wissen,
daß sie wohl nicht, oder nur sehr selten am Anfang des Krankheitsgeschehens steht. Erst durch den Kliniker ADDISON sind

die theoretischen medizinischen Fächer auf die Bedeutung der Nebenniere gekommen, und auch die vielseitige Bedeutung der Hirnanhangsdrüse (Hypophyse) mit ihren unglaublich vielen Wirkstoffen ist zuerst von der Klinik erschlossen worden, das hat schon jetzt vielfach zu erheblichen therapeutischen Erfolgen geführt. Die pflanzlichen Wirkstoffe in ihrer Notwendigkeit für das Leben beginnen uns zu fesseln, seit der Gefängnisarzt in Niederländisch-Indien, Dr. EIJKMANN, zunächst in seinem Geflügelhof, dann bei seinen Gefangenen Lähmungen als eine Form der Nervenentzündung erkannte, die als Beriberi bezeichnet wird und in den Subtropen eine Riesenrolle spielt und von der er feststellen konnte, daß die Einseitigkeit der Ernährung mit geschältem Reis die Krankheitsursache sei. Seither wissen wir auch für viele andere Nervenentzündungen, daß ähnlich wie in den beseitigten Schalen des Reiskorns Stoffe vorhanden sein müssen, die der Nervenentzündung entgegenwirken. Dieses Beispiel ist typisch und nicht nur historisch für das, was wir meinen, es ist gewiß unexakte klinische Ausdrucksweise zu sagen, das Ganze liegt an den beseitigten Reisschalen, und wenn nun die Laboratoriumsforschung kommt und verschiedene Stoffe als Vitamin B_1 bis B_6 bezeichnet und feststellt, daß jene Vitamine auch für Dünndarmerkrankungen heilende Bedeutung haben, so daß nun die Nikotinsäure in der Gegenwart sehr geschätzt wird, so sehen wir auch da, wie in dem Wissen, daß Hefepräparate, die reich an Vitamin-B-Komplexen sind, große Wirksamkeit haben, wie oft die Klinik von der Krankenbeobachtung her die Anregung gegeben hat, daß buchstäblich „dem Kranken etwas fehlt". Gab man das Fehlende ihm zusätzlich zunächst ganz primitiv, sei es als Reisschalen, als Hefe oder wie bei der Mangelkrankheit des Skorbuts durch Zwiebeln, die die Wikinger schon auf ihren Schiffen mitführten, um den schweren Krankheitserschei-

nungen des Skorbuts entgegenzuwirken, so war der erste
entscheidende Schritt von der Klinik her getan. Die Vorstellung harmonisch (sinnvoll) zugeordneter Funktionen und
deren Disharmonie als krankhafte Betriebsstörung gilt vom
Kreislauf, gilt von der Atmung, gilt von der Leistung des
Verdauungsrohres, für die Nierenleistung, es gilt weiter für
die Stoffwechselkrankheiten und für alle jene Krankheits-
bilder, die durch ein Zuwenig, aber auch ein Zuviel an
tierischen Wirkstoffen entstehen und gilt von jenen ak-
zessorischen Stoffen der Nahrung, den pflanzlichen Wirkstoffen oder Vitaminen. Der zweite Schritt ist dann der, etwa
bei der Mangelkrankheit nun herauszufinden, um welchen
chemischen Stoff es sich handelt, und hier braucht die Klinik
dringend die physiologische Chemie, etwa um zu begreifen,
daß das bestrahlte Ergosterin die Rachitis heilt, die Kno-
chentuberkulose günstig beeinflußt, daß es die ultravioletten
Strahlen sind, die jene Wandlung der Sterine vornehmen, so
daß eine Brücke geschlagen wird zwischen physikalischer
Therapie, Klimatotherapie, Ernährungsbehandlung und Behandlung mit Medikamenten. So hat die Klinik zwar der
Physiologie und Pharmakologie sehr vieles zu danken gerade in
der Erschließung kausaler Zusammenhänge, und doch muß sie
unbekehrt erklären, daß sie mit kausalem Mechanismus in
ihrem Begreifen allein nicht auskommt, weder wenn sie psychisches Verhalten und psychische Zusammenhänge von der
inneren Wahrnehmung her sich klarmachen muß, noch wenn
sie entdeckt, daß Anpassungen und Regulationen zur Lebenserhaltung und zur Lebensfortsetzung dienen und daß Organsysteme entstanden sind, die jene Ziele, auch die Ziele der
Bakterienbekämpfung durch den Organismus als Sinn enthalten in jenem Kampf zwischen den Mikroorganismen und
dem Makroorganismus. (Bakteriozidie, Bakteriophagie, Im-
munität usw.)

Immer sind wir gedrängt, weit über das in unserer Problematik hinauszugehen, was die exakte Naturwissenschaft als Physik und Chemie uns kausal bieten kann, erscheint doch oft das physikalische und chemische Verhalten nur als die ermittelte Methode, wie sich etwas vollzieht zu einem höheren Sinn, der über die Deutung jener exakten Naturwissenschaften hinausgeht, weil eben Physik und Chemie ebensowenig wie Physiologie und Pharmakologie imstande sind, das Leben zu umgreifen. Sie geben uns unendlich Wertvolles, wenn sie sich auf das beschränken, was ihnen zusteht, aber wir dürfen nicht länger verschweigen, daß sie zu einer umfassenden Weltanschauung nicht führen und daß große Gebiete sich gerade dann, und wir können hinzufügen gerade jetzt erschließen, weil wir das in Angriff nehmen können, was bisher vernachlässigt wurde. Wir suchen nach der Methode, um auch hier bei vernünftigem Denken zu bleiben, und stehen noch in den ersten Anfängen. Gerade deshalb hat die Wendung der modernen Physik für jeden Biologen und noch mehr für den medizinischen Forscher eine weittragende Bedeutung, weil in ihr die Hoffnung liegt, daß ein Ausgleich alter Widersprüche gefunden wird, zum Verstehen des Lebens.

Mit Recht sagt NAEGELI in seiner „allgemeinen Konstitutionslehre", daß bei gewissen Lipoideinlagerungen in der Zelle, auch wenn uns alle chemischen Vorgänge bekannt wären und damit Unfähigkeiten der Zelleistung die Ursache nicht, wie chemisch einseitig orientierte Kliniker meinen, verstanden wäre, höchstens der Chemismus und Mechanismus. Daß es aber solche Zellen gibt, ist an die Erbmasse gebunden und tritt auch neu erschaffen auf als vererbbare Mutation, also als sprunghaft auftretende Leistung im Zellgeschehen als eine Neuschöpfung. Die kausale chemische Beschreibung ist nur der ermittelte Vorgang, der als Fehlleistung auftritt, der Grund warum er auftritt, bleibt unbeantwortet.

Noch ein merkwürdiges Krankheitsbild verdient nach meiner

Auffassung in unserem Zusammenhang eine Erwähnung. Wenn die Hirnanhang genannte Drüse an der Schädelbasis, die Hypophyse, durch verschiedene Krankheiten erheblich zerstört ist, kommt es, meist beim älteren Menschen, zu einem Siechtum mit so hochgradiger Abmagerung, daß man meist erst an ein Krebsleiden denkt, und wenn man es nicht findet, die hypophysäre Kachexie annimmt, deren anatomische Bestätigung nach dem Tode genau festzustellen ist. Nun gibt es aber, besonders häufig bei der weiblichen Jugend, eine enorme Abmagerung, die alle Organe und Gewebe gleichmäßig betrifft, auch die Drüsen mit innerer Sekretion sind nicht stärker am allgemeinen Schwund beteiligt als alle sonstigen Organe und Gewebe. Das Krankheitsbild kann so schwer sein, daß es, wenn auch sehr selten, zum Tode führt, und dann eben finden sich jene Veränderungen nicht, die man von älteren Menschen als jene anatomisch bedingte hypophysäre Kachexie kennt. Beschäftigt man sich mit magersüchtigen jugendlichen Personen, so sind sie stets im seelischen Verhalten merkwürdig, nie aber in so hochgradiger Form melancholisch wie endogene Depressionen, die wir als periodisch Geisteskranke gut kennen. Beiden Krankheitsbildern ist gemeinsam die Nahrungsverweigerung, ein Ekel vor dem Essen, die man geradezu als symbolische **Haltung** einer Lebensverneinung, einem Willen nicht mehr weiterzuleben, gleichsetzen kann. Wie jene den Irrenärzten wohlbekannte Depression, bei der Suizide vorkommen, auch manchmal der Tod durch Nahrungsverweigerung, kommen auch bei dieser Magersucht der jungen Mädchen und Frauen Perioden vor, in denen der Trieb zur Nahrungsaufnahme völlig erlischt. Es gibt wohl kaum Triebe natürlicher Art, die nicht beim Kranken in ihr Gegenteil verkehrt werden könnten, so neben dem unstillbaren Hunger, der meist die Fettsucht zur Folge hat, jene triebhafte Ablehnung des Essens oft durch häusliche familiäre Konflikte eingeleitet. Der Zustand wird

dann so beherrschend für die Kranken, daß Nötigung und
Überredung schadet und der Kranke davon durchdrungen
ist, daß er wirklich nichts mehr essen kann. Ich würde auf
dieses Krankheitsbild hier nicht kurz eingehen, wenn ich
nicht aufzeigen wollte, daß, ähnlich wie in Naunyns Zeitalter,
Verständnislosigkeit herrschte für körperlich-seelische Zustände am Beispiel jener emotionell bedingten Gallenstein-
kolik, auch beste Ärzte der Gegenwart keine Möglichkeit
finden, dieses Krankheitsbild zu verstehen, ich selbst bin ursprünglich auch einer Fehldeutung erlegen. Nur wenn man
einsieht, daß die Drüsen mit innerer Sekretion, gerade auch
die Hypophyse und die Eierstöcke, wohl auch die Neben-
nierenrinde höchstens sekundär versagen infolge der Unter-
ernährung und das Primäre im seelisch Triebhaften, oft mit
lächerlicher Pubertätsstörrigkeit, verläuft, sich in der Abmagerung kausal kalorisch erfaßt auswirkend, wird ein klinisches Verständnis für jene Krankheit gewonnen werden, die
etwas ganz anderes ist wie die vom Nervenarzt studierte Melancholie. Oft scheint ein solcher Kranker kaum merklich
deprimiert, aber mimosenhaft überempfindlich in seiner seelischen Haltung, wenn er zum Essen genötigt wird, oder auch
für etwas reichlicheres Essen gelobt wird. Meist ist es der
Konflikt zwischen einer verständnislosen Mutter und der
jungen Tochter in den Entwicklungsjahren, die sich durchsetzen will, oder oft genug anfangs eine neurotische Angst hat zu
rundlich zu werden, die sich zunächst als „Phobie" fixiert und
darüber die bewußten Anfänge der seelischen Störung längst
vergessen hat. Wer als Arzt nur nach Kalorien rechnet, wird
meist jene Magersucht kausal restlos verständlich finden. Aber
weder Ghandis Hungerstreik, noch jene psychische Störung
der Eßlust sind dann verstanden, ein seelischer Bedeutungs-
zusammenhang ist hineingeflochten. Wenn wir einmal das Zeitalter überwunden haben werden, Körper und Seele zu trennen,

und von Gesamtsituationen ausgehen, von den Verhaltungsweisen, die alle gleichmäßig Produkte unserer Wahrnehmung
sind, mögen sie am Körper, oder am Psychischen zuerst wahrnehmbar in Erscheinung treten, wird es dem Arzt der Zukunft
nicht die Schwierigkeiten bereiten, die heutigen Tages noch
beherrschend sind, die oft so erschreckende Abmagerung, die
der Nahrungsverweigerung folgt, als ein Ganzes zu begreifen.
Wohl drücken wir uns auch hier wie in der gesamten Naturwissenschaft kausal aus und suchen nach den Konflikten im
Familienleben bei einem seelisch überempfindlichen Back-
fisch, die Abmagerung ist die Folge, und die nachweisbaren
Störungen der inneren Sekretion sind meist nur sekundär, und
dennoch kann nur derjenige Arzt, der Körper und Seele nicht
für zwei trennbare Welten hält, sondern für zwei subjektive Erlebnisarten eines Gesamtvorganges, der vom Nor-
malvorgang abweicht, die Krankheit begreifen. Es ist nicht
schwerer als das Verstehen von Lust und Unlust, von Hunger und Durst; bei Hunger und Durst ist freilich beim triebhaft Gesunden die mangelnde Nahrungs- oder Flüssigkeits-
zufuhr das Primäre, die resultierenden Unlustgefühle das
Sekundäre. Diese Auffassungen sind so lange richtig, als man
nicht meint, von einer Welt von Geschehnissen in eine andere
hinüberzuwechseln mit aller Unbegreiflichkeit. Erst wenn man
sich klar wird, daß es nicht zwei Welten sind und höchstens
zwei Aspekte, richtiger noch beides subjektive Wahrnehmungsarten über Verhaltungsweisen, die beide dem menschlichen Verstehen zugehören und höchstens wie mit verschiedener Methodik unserem Verstande aufgehen, vergleichbar trennbaren Sinneseindrücken, die doch vom gleichen
„Objekt" ihren Ausgang nehmen, wie beim Beispiel der
glühenden Kohle, werden wir auch diesen merkwürdigen
triebhaften Verhaltungsweisen gerecht werden. Vielleicht
liegt hier der Anfang auch für eine moderne Psychiatrie und

Charakterkunde, die nicht beim Geisteskranken als von einem kausalen Mechanismus her ihren Ausgang nimmt, denn alles bleibt für uns auch subjektives Wahrnehmungsmaterial, so oft wir immer wieder anerkennen, welche Rolle die Betrachtung des Kranken als Objekt in Physik und Chemie, in Biologie und Medizin bis in die Klinik hinein spielt. Dennoch können wir mit Trauer und Freude, mit Unlust zum Essen und Ekel, mit Wollen und Nichtwollen, mit Liebe und Haß in der klassischen Naturwissenschaft wenig anfangen und geraten deshalb immer wieder in Verlegenheit, diese Lebensäußerungen zu verstehen, gerade auch für die Psychosen.

„Wir bedienen uns", sagt HEISENBERG, „in der exakten Naturforschung einer besonderen Sprache, die uns von der wahrnehmenden Anschauung entfernt, da wir ja in jedem Ding und in jedem Vorgang, soweit wir befähigt sind, ihn wahrzunehmen, durch unsere Wahrnehmung selber mit enthalten sind. In den exakten Disziplinen der Naturforschung, Physik und Chemie, können wir Gefühle und Triebe verschweigen, um konsequent im kausalen Mechanismus, also der so fruchtbaren Hypothese zu bleiben von der Objektivierbarkeit der realen Außenwelt."

Wir übersehen die Qualitäten psychischer Art, wie es für den Kliniker ganz unmöglich ist. Vielleicht ist die psychische Triebstörung der Magersucht das beste Beispiel, die sog. „Psychogenie" zu verstehen. Auch Liebe und Haß sind nicht lediglich chemische Wirkstoffe, ebensowenig wie eine fanatische Überzeugung, oder ein todesmutiger Patriotismus, ein geistiges Ringen und ein Verzweifeln. Der Physiker hat bisher eigentlich mit der Fiktion gearbeitet, daß unsere seelische, also psychische Innenwelt für ihn kaum existiere, dann hat er es zwar auch noch mit einer Wahrnehmungsart zu tun, der subjektiven Wahrnehmung von leblosen Objekten, und ignoriert, daß auch diese Wahrnehmungen erst durch seine Sinnes-

organe in ihn eindringen und von ihm psychisch verarbeitet
werden, indem sie seine subjektive Wahrnehmungswelt erfüllen und damit erst ihm als Wahrnehmung zugänglich werden. „Auch die Physik ist ein Wissen des Menschen", sagt C. F.
VON WEIZSÄCKER mit vollem Recht. Selbst PLANCK, der Ver-
fechter der bedingungslosen Kausalität, nähert sich unserer
Meinung, wenn er in einem Vortrag meinte, der Gegensatz
zwischen strenger Kausalität und Willensfreiheit sei nur ein
scheinbarer. Die Schwierigkeit läge lediglich in der sinn-
gemäßen Formulierung der Probleme, denn die Antwort auf
die Frage, ob der Wille kausal gebunden ist oder nicht, lautet
verschieden, je nach dem Standort, der für die Betrachtung
gewählt wird. „Es ist", so sagt PLANCK, „bekannt, daß eine jede
quantitative Aussage über ein raumzeitliches Geschehen nur
dann einen bestimmten Sinn hat, wenn das Bezugssystem an-
gegeben ist, für das sie gelten soll. Je nach der Wahl des Be-
zugssystems, die von vornherein *ganz beliebig* erfolgen kann,
lautet die Aussage ganz verschieden. Der objektive wissenschaftliche Standpunkt ist nicht", so sagt PLANCK, „der einzig
berechtigte oder gar der selbstverständliche. Er ist nicht einmal der ursprüngliche, denn er muß erst mehr oder weniger
mühsam erarbeitet werden. Ganz ebenso berechtigt und sogar unmittelbar gegeben ist der subjektive persönliche Standpunkt von uns selbst aus gesehen. Bei der Selbstbeobachtung
handelt es sich darum, daß wir uns frei fühlen, mag man
diese Art von Freiheit immerhin als Illusion bezeichnen. Dann
ist aber überhaupt jedes Gefühl eine Illusion. Denn auch die
Gefühle lassen sich niemals objektiv wissenschaftlich erfassen, sondern sie können nur persönlich erlebt werden, und
wenn sie erlebt werden, sind sie einfach unmittelbar gegeben
und tun ihre Wirkung." Daß Ärzte schon lange vor PLANCK
und vor der Wandlung, die im Weltbild der modernen Physik
sich jetzt erst vollzieht, für diese Probleme Ausdruck ge-

funden haben, wurde schon wiederholt betont. Wir erwähnten
DU BOIS-REYMOND, welcher schon 1872 mit fast unheimlicher
Klarheit aussagt: „Die Kausalerklärung der Welt der Objekte entspricht einem psychologischen Bedürfnis." Der Wie-
ner Psychiater MEYNERT sagte schon vor langer Zeit: „Es
ist sicher nicht leicht, einen Wesensunterschied zwischen Ich
und Außenwelt anzugeben, nachdem nicht nur das Ich ein
Zustand im Bewußtsein ist, sondern auch die Erscheinung
der Außenwelt nur Zustände unseres Bewußtseins sind." In
seinem Nachruf auf ROKITANSKY sagt derselbe MEYNERT im
Jahre 1878: „daß dem Realismus nach ROKITANSKY nur als
die Methode der objektiven Forschung ein Rang zukäme,
als einem abgekürzten Ausdruck, aber nicht als einer Weltanschauung. ROKITANSKY entwickelte die Frage, was von
den Dingen zu halten sei und daß die Dinge noch ein Innerstes
nicht Anschauliches jenseits aller Erfahrung liegendes Wesen
besitzen." Das sagte damals sogar ein Anatom. Trotz dieser
Ansätze eines neuen Erkennens, für die ich GOETHE, JOHAN-
NES MÜLLER und CARUS anführen könnte, ist doch festzustellen, daß gerade die Physik, die am wenigsten in Konflikt
zu geraten schien in der Welt der leblosen Objekte, mit dem
klassischen naturwissenschaftlichen mechanistischen Weltbilde, in unseren Tagen am stärksten an jenen Dogmen rüttelt, in denen wir alle geschult worden sind, ja mit denen
sich bisher unser gesamtes naturwissenschaftliches Denken
vollzogen hat und im Grunde auch heute noch, auch bei
den bedeutendsten Naturforschern, vollzieht. Wir sind also
in der Phase eines revolutionären Umsturzes im Wesen der
Naturbetrachtung, die von einigen wenigen Medizinern geradezu bewußt längst eingeleitet wurde.

Es hat einen besonderen Reiz, wenn gerade PLANCK, dem
wir die Quantentheorie danken, als Vater dieser Theorie für
die moderne Physik Erkenntnisse fand, welche den Ab-

solutismus der objektivierbaren realen Außenwelt erschüttert haben, ohne daß PLANCK das etwa selbst meint.

Der Physiker versucht, mit feinsten Apparaturen und mit klug angelegten Experimenten unsere naiv angeschaute Welt umzudeuten in Wellenbewegungen von Teilchen, die nicht weiter zu zerkleinern seien, wie man früher meinte, den Atomen. Die Töne sind nicht mehr Töne, sondern Luftschwingungen, wenn auch die Wärme in Wellenbewegungen sich auflöst und ebenso die Farben, ja das Licht überhaupt als Schwingungen eines Äthers aufgefaßt werden, der übrigens keine sonst nachweisbaren Eigenschaften besitzt und eine Hypothese bleibt, also eine Behauptung, die nicht bewiesen ist, so findet die Physik weiter in ihren Aussagen vom elektrischen Feld, daß die Atome sich doch weiter zergliedern lassen in ein System von Elektronen, die sich kreisend in Ellipsen um den Atomkern bewegen, ganz nach Art eines Planetensystems. „Es ist im klassischen physikalischen Weltbild nichts mehr von unserer unmittelbaren sinnlichen Anschauung zu erkennen, sondern sie ist umgedeutet in Teilchen, die sich in bestimmten Wellenbewegungen befinden. Ich folge hier der Darstellung C. F. VON WEIZSÄCKERS: Wir erfuhren oben: Ein Elektron, nach dessen Ort gefragt wird, ist ein Körper, der einen bestimmten Punkt im Raume einnimmt. Ein Elektron aber, nach dessen Geschwindigkeit gefragt wird, ist nicht mehr ein Körper, sondern eine elektromagnetische Welle, die sich nach allen Seiten ausbreitet. Damit zeigt sich, daß in diesen entscheidenden Problemen die moderne Physik, im Gegensatz zur klassischen Physik, meint, daß das Objekt nicht mehr unabhängig ist vom beobachtenden Subjekt. Es kommt auf die Fragestellung und die Willenshaltung des experimentierenden Beobachters an, also auf das Subjekt, denn es resultieren zwei verschiedene Systeme, in denen einmal ein so fragendes Subjekt, ein so beschaffenes Objekt bedingt, im anderen Falle das Subjekt, wenn es anders fragt, einen abweichenden Vorgang erfährt, der sogar dem erst ermittelten Vorgang widerspricht. Dann sind also die objektiven Vorgänge so beschaffen, daß das Subjekt mit seiner denkenden und experimentierenden Fragestellung im Resultat mitenthalten ist." Die Objektivierbarkeit der Außenwelt ist also zusammengebrochen.

II. Von einer Wirklichkeit sinnvoller Zusammenhänge.

HEISENBERG sagt, daß der sog. objektiven Wirklichkeit noch eine andere Wirklichkeit gegenübersteht, in der man *von sinnvollen Zusammenhängen* sprechen darf. *Eine subjektive Wirklichkeit, in der wir alle uns ausdrükken.*

Zu diesen sinnvollen Zusammenhängen haben wir in der Klinik, wie schon oben gesagt wurde, die Regulationen und Anpassungen, die Funktion und den Funktionswandel zu rechnen, Vorkehrungen, die, wenn sie sinnlos werden, uns in so großer Zahl gerade in jenen Störungen beim kranken Menschen begegnen. Es wäre ein leichtes für den Zoologen und den Botaniker, „sinnvolle Zusammenhänge" in großer Zahl zu bringen, wie es schon vor DARWIN und erst recht durch ihn und seine Nachfolger geschehen ist. Immer blieb aber dabei das Bedürfnis, entweder sich zu entschuldigen, daß die Ausdrucksform des „Sinnvollen" gewählt wurde, oder man fand eine Erklärung, oder wenigstens die Möglichkeit eines Begreifens in Form von Hypothesen, die mir von jeher wenig plausibel schienen. In der Lehre von der Selektion wurde von DARWIN behauptet, daß alle Tiere, die durch die Farbe ihres Pelzes in polaren Gegenden auffielen, im Kampf ums Dasein gegen ihre Feinde unterlegen seien und so nur die weißen Arten, etwa beim Polarhasen oder beim Eisbären, sich erhalten hätten. In jenen Phänomenen, die als Mimikry bezeichnet werden, sind zunächst die gleichen Vorstellungen entwickelt worden, die offenbar heute kaum mehr ernstlich vertreten werden (SÜFFERT), auch da hilft man sich mit dem Begriff der „Anpassung" des Lebendigen an die umgebende Natur, so wenn ein Schmetterling, der die Flügel zusammenlegt, vom Blatt einer Staude kaum zu unterscheiden ist, oder wenn ein Borkenkäfer der Rinde eines Baumes so angepaßt ist, daß man ihn für ein Stückchen Borke des Baumes hält. Wir sind immer wieder verblüfft, wenn wir solche Phänomene wahrnehmen, wir können sie offenbar ebensowenig erklären wie das Leben selbst, aber wenn wir bisher vor einem Rätsel in einer ganz augenscheinlichen Anpassung standen von Organismen, die ganz weit auseinander liegen, wie Pflanze und Schmetterling oder Käfer und Baum, werden wir diese Dinge jetzt im selben Geiste beschreiben wie etwa die Tatsachen, daß die Wurzeln mancher Bäume bestimmte Bakterienarten zu ihrem Leben notwendig brauchen, und dürfen, wie mir scheint, uns den Versuch des Begreifens nicht so leicht machen, daß wir nur den „Zufall" als das richtende Prinzip in der lebenden Natur für die tierischen und pflanzlichen Organismen und Organisationen anerkennen. Heute dürfen wir wenigstens eines, der modernen Physik folgend, sagen, daß es erlaubt ist, „von einer Wirklichkeit zu sprechen, in der wir sinnvolle Zusammenhänge sehen", eine Ausdrucksform subjektiver Wirklichkeit, wir wiederholen es, in der wir uns im Grunde alle ausdrücken, sowohl der naive, wissenschaftlich nicht durchgebildete Mensch, als auch der Biologe als Naturforscher, dessen Naturanschauung freilich es bisher war, die Wirklichkeit zu objektivieren und der deshalb meinte, besser zu begreifen, wenn er von Zufall, natürlicher Auslese, als Folge des Kampfes ums Dasein sprach, von Selektion oder von Zuchtwahl. HEISENBERG bezeichnet mit dem Wort Wirklichkeit *„die Gesamtheit der Zusammenhänge, die sich zwischen dem formenden Bewußtsein und der Welt als seinem objektivierbaren Inhalt ausspannen."* *Es bleibt also die Objektivierbarkeit für die Forschung unentbehrlich,* aber neben ihr wird eine andere Wirklichkeit vom modernen Physiker anerkannt, *eine subjektive Wirklichkeit, in der man von sinnvollen Zusammenhängen sprechen darf.* Das gerade war für uns Biologen eine Sehnsucht, die sich mit den Hypothesen des Darwinismus nicht erfüllte, die aber jetzt erfüllbar scheint. Wir wissen jetzt, daß nach einer so genauen Erforschung der mechanisch-kausalen Zusammenhänge die Theorie des Lebens nicht von selbst entsteht, sondern diese entsteht auf einer höheren Ebene, die C. F. VON WEIZSÄCKER als eine „höhere Stufe der Meditation" bezeichnen würde in der philosophischen Anschauung dessen, was Leben ist. „Stützt man sich lediglich auf den menschlichen *Verstand,* so kommt man zur Einsicht, daß wir von der Natur an sich überhaupt nichts wissen können, ja daß die einzelnen Wissenschaften immer nur die Spiegelung des Unbegreiflichen im menschlichen Verstande darstellen. Erlaubt man aber auch der *Vernunft,* in die Probleme einzutreten, so stellt sich heraus, daß zwischen der Annahme einer streng wissenschaftlichen Kausalität und wirkenden Vernunftprinzipien kein Widerspruch besteht, so daß die in der Welt der Wahrnehmungen auftretenden Phänomene des Willens, oder auch der Triebe sich doch in den Erscheinungen auswirken können, ohne die Verstandesforderung der Kausalität zu beleidigen." THURE VON UEXKÜLL, von dem diese letzten Ausführungen stammen, meint, daß das ganze Gebiet des Daseins, das wir mit den Mitteln des reinen Verstandes in den exakten Naturwissenschaften durchforscht haben, nun mit den Mitteln der Vernunft neu zu ergründen sei, wobei das Bisherige nicht falsch oder hinfällig wird, sondern nur den ihm zukommenden Rang zugewiesen bekommt.

TH. VON UEXKÜLL sagt ferner: „Der Arzt, dessen Forschungsgegenstand der lebendige Mensch ist, hat nicht die Möglichkeit, an der Tatsache vorüberzugehen, jenes Ineinanderverwobenseins von subjektiven und objektiven Bestandteilen, dem doppelten Gesicht unserer Welt. Jede Diagnose, die er stellen muß, setzt sich aus subjektiven und objektiven Symptomen zusammen, d. h. aus Erscheinungen, die nur der Kranke erleben kann und die er dem Arzt schildern muß, und solchen Erscheinungen, die nicht nur dem Kranken, sondern auch dem Arzt und damit allen Menschen zugänglich sind. Jeder, der einmal einen Leidenden nach der Art und dem Sitz seiner Schmerzen ausgefragt hat, wird die Schwierigkeit kennen, die darin liegt, an den subjektiven Bestandteilen der Welt eines anderen teilzunehmen, sich ‚in ihn hineinzuversetzen‘. Darum ist das Bestreben der Medizin, diese subjektiven Symptome, die der Arzt dem Kranken glauben muß, durch objektive, die er sehen kann, zu ergänzen. Nur so wird das Krankheitsbild abgerundet, wenn zu den Beschwerden, die der Patient schildert, die aber nur er selbst wahrnimmt, der Befund, ein in Raum und Zeit objektivierbares Geschehen hinzutritt, an dem der Arzt ebenfalls teilhaben kann, sei es nun ein Tastbefund, eine Veränderung im Blutbild, oder was immer.“ Haben wir aber nicht als Ärzte wirklich das Recht, zusammen mit dem Chirurgen AUGUST BIER es „sinnvoll“ zu finden, daß der Knochenbruch heilt oder daß die Wunde durch Vernarbung sich schließt? Wir sprechen etwa bei der Lungentuberkulose von Abwehrvorgängen, auch von Heilbestrebungen, von aggressiven, reparativen und regenerativen Zuständen. Wir sprachen oben von der Technologie des Kreislaufs, von Regulationen, Anpassungen, Ausgleichsvorrichtungen des Organismus, wir erwähnten die Blutdruck-

zügler, den Lungenentlastungsreflex, und diese Verhaltungsweisen scheinen uns als besondere Vorrichtung bestimmter
Anpassungen für die Erhaltung des Individuums für sein Leben notwendig. Immer wieder, so scheint es uns, wird im Biologischen auf Ziele hingesteuert, ein Ausgleich wird gefunden
zur Lebenserhaltung, Lebensfortsetzung und zur Fortpflanzung der Art. Die moderne Biologie spricht vom „Bauplan“,
von der „Bedeutungslehre“ (J. VON UEXKÜLL).

„Diese andere Wirklichkeit ist zwar subjektiv, aber sicher
nicht weniger kräftig“, sagt HEISENBERG und betont mit Nachdruck, daß sich die objektive Welt der Naturwissenschaft
dahin gewandelt hat, daß man einsieht, daß es unmöglich
ist, die Welt zu beschreiben in einer Form, die von unserem
eigenen subjektiven Denken und Handeln ganz absieht. *Die
scheinbar so wissenschaftliche Leidenschaft der Objektivierung
entfernt uns immer weiter von der wirklichen Anschauung der
Natur. Wir brauchen alle als Forscher experimentelle Resultate*, aber unsere komplizierten Experimente sind nicht mehr
die Natur selbst, sondern eine durch unseren Wunsch nach
Erkenntnis veränderte und verwandelte Natur. Wir bringen
aus einem dunklen Hintergrund dieser Welt durch unsere
Experimente einiges ans Licht, aber inzwischen haben wir
die Wärme in Molekularbewegungen aufgelöst, Farben in
Ätherschwingungen, Materie in Atome, Atome in jene krei-
senden Systeme von Elektronen und Neutronen, und diese
entstellte umgedeutete Welt, die dadurch exakt meßbar geworden ist, erscheint uns die Wirklichkeit, während das Geschehen eigentlich nicht erklärt, sondern in eine natur-
fremde Sprache umgedeutet wird, damit wir zu gesetzmäßigen Abläufen kommen“ (HEISENBERG).

*Es ist aber die Zweiteilung der Welt, unserer menschlichen
Welt, in subjektive und objektive Bereiche oder Aspekte eine un-
vermeidliche Einseitigkeit, auch jene scheinbar objektive Welt ist*

64

unlösbar zugehörig unserer subjektiven sinnlichen Wahrneh-mung, und damit stehen wir im Mittelpunkt unseres Problems. Wir setzen das Wahrnehmen des Beobachters als unveränderte konstante Größe voraus, was kaum je zutrifft.

C. F. VON WEIZSÄCKER geht so weit, unerbittlich klar zu sagen: „daß vor einigen Jahrzehnten die Physik ein geschlossenes Weltbild besaß, das alle anderen naturwissenschaftlichen Disziplinen und damit auch die Medizin beherrschend beeinflußt hat. *Heute besteht dieses Weltbild nicht mehr, es wurde gleichzeitig von innen und außen zerstört.* Die Physik selbst hat Entdeckungen gemacht, die im klassischen physikalischen Weltbild keinen Platz fanden, und man hat wieder klarer erkannt, wodurch sich unser biologischer Gegenstand vom Gegenstand der Physik unterscheidet. Wir müssen ein richtigeres, lebendigeres Weltbild aufstellen, noch ist es ein Suchen".

„Die Mathematik der Kristalle verstehen wir, die des Schmetterlings nicht. Es gibt eine Fülle von biologischen Begriffen, die nicht auf physikalische Begriffe reduziert werden können. *Es versagt also die Objektivierbarkeit der Natur*, wir müssen darauf verzichten, ein Lebewesen wie eine Maschine zu erklären. Man wollte im klassischen physikalischen Weltbild ein Ganzes darstellen, aber mit unzureichenden Mitteln, und darum ist man gescheitert."

Im Biologischen ist es die Situation einer Szene, was sich vollzieht, das hat BILZ sehr anschaulich geschildert, so, wenn etwa der Trieb als Hunger sich äußert und damit quasi das Objekt der Speisen verändert, welche für den satten Menschen gleichgültig, für den Hungrigen begehrenswert, den verzweifelt Verhungernden selbst eine Ratte zum Lustgegenstand des Appetits verwandelt. Ertönt beim Freßakt regelmäßig eine Klingel, wird deren Wahrnehmung durch den Hund zum Trieb hinzugenommen. Das ist nicht, wie PAWLOW meinte, ein bedingter Reflex, nein, der Trieb hat sich ausgedehnt.

Eine Frau, nach der wir verlangen, ist eine andere Frau als die, die wir ablehnen, auch wenn es dieselbe Frau ist, ihre Rolle für den Partner hat gewechselt in den sich abspielenden Szenen.

Eine unterbrochene Schachpartie zeigt in der Wahrnehmung für den Schachspieler wie für den Naiven das gleiche objektive Bild der Figuren auf einem Schachbrett. „Die Bedeutung" ist aber völlig verschieden, ja der Schachmeister erkennt die Situation, ja sieht sogar Schachzüge voraus, die ihn zum Gewinnen der Partie führen müssen, dem Naiven, der die Spielregeln nicht kennt, gibt der völlig gleiche, identische, optische Sinneseindruck das nicht, ihm fehlt jenes Bezugssystem, welches der gute Schachspieler besitzt.

Es wird also eine Schachpartiestellung, eine Ratte, eine Frau als ganz verschiedenes Gegenständliches empfunden auf Grund unserer subjektiven wechselnden psychischen Triebe oder Einstellungen. In den szenischen Situationen werden die Rollen wechselnd verteilt. Das Triebhafte gehört also zu unserer erlebten Welt, so erklärten wir uns vorhin auch die sog. Magersucht als Protest der Nötigung zum Essen, dann als Abwehr, ja Ekel vor dem Essen, bis zur gefährlichen Lebensverneinung, wie es ein Psychiater im Struwelpeter in abgekürztem Verlauf des Suppenkaspars dargestellt hat. Das Fließende sind wir mit unserem wechselnden triebhaften Empfinden, unserem wechselnden vom psychischen Zustand her veränderlichen Wahrnehmen. Man ist auf die auswählenden Faktoren des menschlichen Gemütes erst durch den Vergleich mit der Erfahrungswelt, mit den Umwelten der Tiere durch JAKOB VON UEXKÜLL aufmerksam geworden, wie er sie in seiner „Bedeutungslehre" dargestellt hat. Wir verstehen, daß gewisse Feststellungen, die für den Menschen und seine Umwelt von größter Bedeutung sind, für andere Lebewesen bedeutungslos sind, denn es setzt sich offenbar die Umwelt der verschiedenen Tiere aus denjenigen Wahrnehmungen zusammen, die für das betreffende Tier Bedeutung haben, während das Tier für andere Wahrnehmungen keinen Sinn hat, ja oft sogar kein Sinnesorgan, also nicht einmal die Wahrnehmungsmöglichkeit. So ist die Zecke — ich entnehme das der „Bedeutungslehre" — blind und taub und reagiert nur auf den Buttersäuregeruch des Schweißes der Säugetiere. Dann reagiert sie durch Herabfallen, und erreicht sie ihr Ziel, so kann sie Blut als Nahrung aus der Haut des Säugetieres saugen. Die Nachtfalter sind mit ihrem Gehörorgan eingestellt auf den Pieplaut der Fledermäuse, das ist das Feindsignal, während es für die Fledermäuse, die sich im Liebesspiel jagen, das Freundsignal ist. So unterscheidet sich die Merkwelt und Wirkwelt, die für jede Tierart und für den Menschen eine ganz verschiedene ist. Wir kommen auch für den Menschen um die Bedeutung als biologische Deutung nicht herum. Es erlebt die Eintagsfliege nur einen einzigen Sonnenaufgang und einen Sonnenuntergang, zwischen beiden Zeiten liegt ihr Leben, ihre Liebeslust und ihre Fortpflanzungsmöglichkeit. Also muß die Bedeutung der Zeit für die Eintagsfliege eine völlig andere sein wie für die Welt des Menschen, obwohl es uns Menschen so scheint, als wenn die sog. Außenwelt die gleiche sei. Sie ist auch für uns nur soweit erkennbar, als wir dafür Sinnesorgane besitzen und Wahrnehmungsmöglichkeiten, wobei wir freilich durch Apparaturen und Experimente diese Wahrnehmungsmöglichkeiten erweitern und verfeinern können. BILZ weist darauf hin, daß auf den Hund mit seinem unendlich feinen Geruchsorgan der Duft einer Rose nicht den geringsten Eindruck macht, der Geruch dagegen einer läufigen Hündin veranlaßt ihn, von weit her heranzurasen in stärkster Affektsituation.

Seit JOHANNES MÜLLER wissen wir, daß die Vorstellung vom
mechanischen Ablauf der Lebensvorgänge einseitig und deshalb falsch ist, die Sinnesorgane sind keine neutralen Ver-
mittler, sondern sie reagieren in ihrer *spezifischen* Weise, sie
sind nur empfänglich und empfindlich für besondere Reize.
Wie es aber zur subjektiven Wahrnehmung von Helligkeit
oder Farbe kommt, ist nach der Ausdrucksweise V. VON WEIZ-
SÄCKERS ein Sprung in das Andersartige, bei dem die mechanische Kausalität versagt, ebenso jede anatomische Beschreibung am Ende ihrer Weisheit angelangt ist.

Jede schöpferische Leistung, jede Konfliktsituation, ja
alles Denken und Nachdenken, alles Fühlen, oder sich in den
Anderen gefühlsmäßig versetzen, spielt sich für uns Menschen in Bereichen ab, deren Vorhandensein die objektivierende Naturbetrachtung verschweigt, denn sie paßt nicht zur
klassischen Naturwissenschaft. Genau so ist es mit dem
Willen, der ganz bewußt einen völlig klaren Inhalt in unserer
inneren Wahrnehmung haben kann. Aber daß sich ein Zustand des Gemütes in eine Tat umsetzt, eine koordinierte
Bewegung der Skelettmuskulatur, die gerade deshalb die
„willkürliche" heißt, weil jener Zusammenhang außer Zweifel
ist, davon schweigt die Wissenschaft: Ich bin entschlossen
zuzuschlagen, aber erst, wenn es geschieht, tritt die Handlung in die Sphäre naturwissenschftlicher Erfassungsmöglich-
keit.

*Es wird also nicht von mir oder irgend jemandem daran ge-
rüttelt, daß wir naturwissenschaftlich, gerade auch als wissenschaftliche Mediziner, nicht anders forschen können durch Experiment und Beobachtung am Kranken, als daß wir im raum-
zeitlichen Geschehen unsere Feststellungen kausal verknüpfen* wie
in einer objektivierten Welt, und diesem Vorgehen sind unerhörte Triumphe des Erkennens und der Leistung zuteil geworden, in der Erkennung und Bekämpfung von Krankheiten, in

der Heilung von Kranken durch Medikamente, oder durch chirurgische Technik und Kunst. Wir brauchen auf dieser bewährten Basis der Objektivierung dingliche Vorstellungen vom Körper, von seinen Organen, Organsystemen, von seiner Leistung, von den chemischen Vorgängen, die so oft verbunden sind mit den Impulsen des Nervensystems. Wir wissen von den Wirkstoffen, die der Körper selber erzeugt, ihrer Chemie und ihrer Leistung im Organismus, von ihrer Produktion durch Nervenanregung, auch ihrer erregenden Wirkung auf ein zugeordnetes Nervensystem. Wir wissen von pflanzlichen Wirkstoffen, ebenso von tierischen Wirkstoffen einschließlich derer des Menschen, die sich in ihrer Auswirkung kombinieren. *An dieser Aufzählung wichtigster biologischer Zusammenhänge und grandioser Leistungen der Medizin ändert sich nichts am Krankenbett und im Laboratorium, aber es fügt sich ein vertieftes Verstehen hinzu, wenn wir nicht aus diesen Kenntnissen eine allumfassende Weltanschauung machen, sondern begreifen, daß Teile unserer subjektiven Wahrnehmung so aufgefaßt werden müssen, als wenn sie objektivierbar wären und mit kausalem Mechanismus in Zeit und Raum abrollen. Wir sollen darüber nur nicht vergessen, daß auch dieses Wissen aus unserer subjektiven Wahrnehmung stammt und daß die subjektive Wahrnehmung noch ganz anderes umfaßt, für das Physik und Chemie zum vollgültigen Verstehen sich ihrem Wesen nach nicht eignen, denn wir begreifen nicht auch nur die Zustände Raupe, Puppe, Schmetterling,* oder den Vogelflug, oder die Entwicklung des Hühnchens im Ei auch dann, wenn wir annehmen, daß ein Schöpferisches sich in allen lebenden Wesen chemischer oder physikalischer Vorgänge bedient. Was diese Vorgänge zusammenfaßt als ein gerichtetes Leben, ist aber das Leben selbst, das ebenso wie die psychischen, seelischen Vorgänge seine Eigengesetzlichkeit hat, bei der die Kausalität, auch die Finalität nicht zum Verstehen aus-

reicht und bei der Zustände, die man nicht messen und
wägen kann, die größte Bedeutung haben für den Menschen.
Ein Gleiches gilt für alles Geistige und das Bewußtsein, das
Fühlen und Denken, den Willen, die Triebe und wie vieles
andere aus den Bereichen unserer „Seele", das wir nicht in
jenes mechanisch-kausale naturwissenschaftliche Weltbild
einordnen können, wenn wir die Welt für restlos objektivierbar halten, während auch sie als sinnvolle Wirklichkeit zum
Inhalt unseres Lebens unlösbar gehört, auch wenn wir Leben
nicht erklären können.

Auch der Physiker ERNST MACH sagt in „Analyse der Empfindungen": „Ich weiß nicht, wodurch die Raupe des Nacht-
pfauenauges gezwungen wird, einen Kokon mit einer nach
außen sich öffnenden Borstenplatte zu spinnen, aber ich sehe
ein, daß gerade ein solcher Kokon dem Zwecke ihrer Lebens-
haltung entspricht. Ich bin weit davon entfernt, die vielen
merkwürdigen Entwicklungserscheinungen und Instinkthand-
lungen der Tiere ‚kausal' zu verstehen, aber ich verstehe sie
nach dem Zweck der Lebenserhaltung und unter ihren besonderen Lebensbedingungen. HARVEY gelangte zur Entdeckung der Blutbewegung, indem er sich den problematischen
Zweck der Stellung der Herzklappen und Venenklappen klarmachen wollte. ... Es wird aber der ungeheuerliche Gedanke,
die Atome zur Erklärung der psychischen Vorgänge ver-
wenden zu wollen, sich unserer nicht bemächtigen können.
Sind doch die Atome nur Symbole jener eigenartigen Kom-
plexe sinnlicher Elemente, die wir in den engeren Gebieten der
Physik und Chemie antreffen. — Indem man die Materie als
das absolut Beständige und Unveränderliche ansieht, zerstört man in der Tat den Zusammenhang zwischen Physik
und Physiologie. — Der Naturforscher sucht keine vollendete Weltanschauung, er weiß schon, daß all seine Arbeit
die Einsicht nur erweitern und vertiefen kann. — Alles was

70

wir von der Welt wissen können, spricht sich notwendig in den Sinnesempfindungen aus."

Trotz dieser Zitate aus der „Analyse der Empfindungen" kommt MACH, der so vielfach unserer Auffassung verwandt scheint, zu dem überraschenden Ergebnis: „das ‚Ich' ist unrettbar" oder: „auch das Ich anzunehmen, zu postulieren, ist praktisches Bedürfnis". Hier können wir ihm nicht folgen.

Es gibt für den Menschen nichts ohne das Ich, dort werden die Wahrnehmungen der sog. Außenwelt und Innenwelt wie von zwei Standpunkten her vereint, und dort machen wir die Wahrnehmung, daß es gar nicht zwei Welten sind, sondern eine einzige, die unseres wahrnehmenden Subjektes. Mag man das irreleitend als „Subjektivismus" bezeichnen, dieser Standpunkt verschweigt nichts, was zu unserer Welt gehört, während die klassische Physik vorgab, eine Weltanschauung zu sein, und darüber nicht merkte, einen wie großen Teil der Wirklichkeit sie nicht erfassen konnte. Sie blieb schon im Verstehen der biologischen Phänomene stecken, und sie versagte völlig, wenn seelische Qualitäten im Zusammenhange des Weltgeschehens entscheidend waren, denn sie lehrte die unbedingte Gültigkeit eines Kausalitätsgesetzes und damit den Determinismus oder die Prädestination, die nunmehr gerade auch von der Physik her ins Wanken geraten ist (DE BROGLIE). So hat die Willensfreiheit wieder ihren Raum als das Spontane, das im Menschen oft von einem dunklen Hintergrunde her auftaucht, mag man an bewußte Motive denken, oder an das Problem des Unbewußten und Unterbewußten, wie CARUS es getan hat. Das Leben rollt nicht mechanistisch kausal als unentrinnbares Schicksal ab, und dennoch geraten wir nicht in ein Chaos der Auffassung von der Welt, sondern wir kennen nur jetzt die Grenzen des klassischen physikalischen und naturwissenschaftlichen Weltbildes, innerhalb deren wir als Naturforscher meist zu bleiben haben. Wir ahnen aber jenseits dieser Grenzen die Entwicklungsmöglichkeit eines gewaltigen Weltbildes, das sich ergänzend zur modernen physikalischen und naturwissenschaftlichen Anschauung hinzufügt, nicht als Dualismus, sondern mit dem Ziel einer einheitlichen umfassenden Anschauung. In dieser wird selbstverständlich auch die Physik und die ihr folgende Naturwissenschaft, wie die aus ihr hervorgehende Technik ihren unbestreitbaren wichtigen bewährten Platz behalten, aber nicht mehr in dem Glauben, wie zu der Zeit, als die klassische Physik meinte, uns restlos beherrschen zu können, daß sie eine vollwertige lückenlose Weltanschauung zu bieten habe.

Kein Zoologe versteht, daß viele Blütenkelche zum Hinterleib von Bienen und Hummeln, die den Pollenstaub befruchtend von den männlichen zu den weiblichen Blüten tragen, wechselseitig angepaßt sind, als sinnvolle Zuordnung (BILZ). Keiner kann den Flug der Zugvögel in seiner Triebhaftigkeit begreifen, die Organisation des Bienenstaates oder den der Ameisen und Termiten. Die Ermittlungen durch naturwissenschaftliche Methoden geben uns kein Verständnis, die Flucht eines Rehs, das Krähen eines Hahns aus den psychichen Motiven heraus zu verstehen. Die unzählbaren Einrichtungen ganz verschiedenartiger Paarung und Befruchtung mit dem Sinn der Fortpflanzung bei Tier und Pflanze können zwar beschrieben werden, aber daß sie so gestaltet sind und nicht anders, dafür gibt uns kein Weltbild einen Anhalt, es zu erfassen, nur das Sinnvolle leuchtet, für jede Spezies andersartig, ein, also das Gegenteil eines sinnlosen Zufalls.

Ganz Ähnliches gilt von Motiv und Handlung, es scheint uns erlebnismäßig verknüpft, obwohl wir ahnen, wie viele Motive kaum oder wohl überhaupt nicht in unser Bewußtsein treten. Exakt naturwissenschaftlich lassen sich jedenfalls die Motive nicht studieren. Kein Biologe bezweifelt, daß

eine geniale musikalische Begabung erbbedingt ist und mit
den Chromosomen des befruchteten Eies in Zusammenhang
stehen wird, aber naturwissenschaftliche Methoden reichen
nicht aus, auch nur vorauszusehen, daß aus einem befruchteten Hühnerei nach 21 Tagen ein Küken wird. Die Embryologie kann das Schritt für Schritt beschreiben, was aber ge-
staltend wirkt, bedient sich zwar sicher der Physik, der
Chemie als Methoden zur Erfüllung einer Aufgabe, aber daß
die Aufgabe erstrebt und erreicht wird, ist beschreibende Erfahrung. Es wird kaum klarer, wenn man sagt, das befruchtete
Ei trägt sein Ziel in sich (Entelechie) oder gar, es bestände
vor jeder Vollendung das Bild des zu Erzeugenden. Wir schließen nur, daß der kausale Mechanimus sich für ein Begreifen
auch dieser uns so geläufigen Vorgänge nicht eignet. Vor dem
Leben versagt das klassische naturwissenschaftliche Weltbild.
Deshalb haben all diese sinnvollen Wirklichkeiten bis in die
allerletzte Zeit hinein kaum eine Berücksichtigung gefunden,
als wenn sie nicht existierten. Subjekt und Objekt standen
sich fremd, ja für die Erkenntnis ohne Zusammenhang gegenüber. Diesen Widerspruch empfand wohl niemand stärker als
der kritische Arzt bis in sein praktisches Berufsleben hinein.

III. Kausale und finale
Betrachtungsweise, Regulationen.

Experimentelle Forschung ist genötigt, alle Erscheinungen der lebendigen Natur (also die biologischen), zu
denen auch die Krankheitserscheinungen gehören, zunächst
zergliedernd zu erfassen. Auf mühseligen analytischen Wegen
muß das Erfahrungsmaterial überall isolierend festgestellt
werden, im Bestreben, das Einzelgeschehen naturwissenschaftlich kausal so lückenlos als möglich zu erklären oder,
bescheidener ausgedrückt, als Verlauf zu beschreiben. Dann

aber steht die Biologie und vielleicht noch mehr die Klinik, in der Lehre vom kranken Menschen, vor der Aufgabe, aus der gewonnenen fast unübersehbaren Vielheit der Einzelergebnisse nicht lediglich addierend die Summe zu ziehen, sondern zum Abgeleiteten, das durch Zergliederung gewonnen war, nun durch Synthese den Versuch zu machen, aufzuzeigen, wie das Gesamtverhalten, auch in der krankhaften Leistung, sich voneinander abhängig verhält. Wir stellen also in der „funktionellen Pathologie" Veränderungen der Korrelation fest, die wir oft als Ausgleich ansehen, also als Kompensation, wenn Disharmonie, d. h. Dekompensation, im Bereich des Pathologischen entstanden ist, ähnlich wie wir im Bereich der Norm (Physiologie) das Ineinandergreifen von Organen und Organsystemen in ihrer Wechselwirkung als zugeordnete Funktionen erkennen, die notwendig sind für die Erhaltung des Lebens der Einzelwesen und der „Art", mit den so ungemein wechselnden Anforderungen, welche die zugehörige Umwelt an den Organismus und an seine Organisation stellt.

Uns scheint, daß die Regulationen „verständlicher" werden, wenn man sie auffaßt als Ausdruck eines „Bauplans" (J. von Uexküll) und in der „technologischen" Beschreibung des Biologischen vom Betriebe und Betriebsstörungen biologischer Apparate spricht, entstanden im Verlauf der Entwicklungsgeschichte (Deszendenzlehre) mit ihren noch anhaltenden vererbbaren Neuschöpfungen (Mutationen), biologische Apparate, die ebenso „brauchbar", ja „sinnvoll" erscheinen wie die technischen Werke des Menschen, die von ihm erfundenen Werkzeuge und Maschinen. Während wir aber bei den leblosen Maschinen den Erfinder kennen, sträubt sich der kritische Forscher, von Sinn und Zweckmäßigkeit bei lebendigen Vorgängen zu reden, weil damit allzu leicht ein Begriff wie „Gott-Schöpfer" oder „die Natur" sich einschleicht wie ein Erfinder, der sich etwas ausgedacht und es dann technisch verwirklicht hat. Das paßt nicht in die naturwissenschaftliche Denkweise, die gerade wie die klassische Physik nur Ursache und Wirkung anerkennen kann.

Eine kritische Richtung der Biologie sieht also vom Standpunkt der klassischen Naturwissenschaft erhebliche Bedenken in solcher Anschauungsweise und bezeichnet sie als „Anthropomorphismus". Die biologische Naturforschung geht von dem Arbeitsstandpunkt aus, daß der „Mechanismus" eine in sich geschlossene, gesetzmäßig ablaufende erforschbare Erkenntnisreihe ist.

Es ist in der Gegenwart in der Biologie üblich, sich zu entschuldigen, wenn eine andere Synthese vorgenommen wird, wie die durch kausale Betrachtungsreihen. Nur innerhalb der Kausalität meint man den festen Boden der Naturwissenschaft nicht zu verlassen, während moderne Physiker für die Biologie auch eine Wirklichkeit anerkennen mit sinnvollen Zusammenhängen.

Um uns klarzumachen, wie reguliert wird, wählen wir einen länger bekannten und gut erforschten Regulationsmechanismus, z. B. das System der *Wärmeregulation*. Betrachtet man den Organismus des Warmblüters in seiner Beziehung zur Umwelt, so steht im Vordergrund, daß ein durch seine Organisation auf ein konstantes Wärmeniveau in seinem Körperinneren eingestelltes Wesen sich gegenüber seiner klimatisch ganz verschieden temperierten Umgebung in seiner Körpertemperatur konstant zu erhalten hat.

Die Wärmeregulation des Menschen ist notwendige Voraussetzung seiner biologischen Funktionsabläufe als Warmblüter.

Die Forderung dieses vitalen Regulationssystems ist, daß der Mensch ein kalorienproduzierendes Wesen ist, er muß durch die Oxydationen der organischen Nahrungsmittel Eiweiß, Fett, Kohlehydrat mindestens die Quantitäten von Wärme schaffen, die für die Konstanz seines Temperaturniveaus erforderlich sind. Unter diesem Gesichtspunkt sind die organischen Nahrungsmittel seine Wärmequellen, mit denen er, nach dem bekannten von RUBNER gefundenen Prinzip gegenseitiger Ersetzbarkeit entsprechend dem Kalorienwert („Isodynamie"), wärmeenergetisch die organische Nahrung so vollständig ausnutzt, als wenn sie in einer fest schließenden Bombe unter hohem Sauerstoffdruck durch elektrische Zündung außerhalb des Organismus verbrannt würde.

Und dennoch reicht es nicht aus, wenn wir im Organismus nur den Sauerstoffverbrauch und die Kohlensäurenausscheidung bestimmen, die Atemluft des Menschen, wie sie mit den Respirationsapparaten bestimmt wird, ergibt doch nur den statistischen Durchschnitt des oxydativen Gesamtverhaltens gewissermaßen der Verbrennungen in sämtlichen Zellen, ohne daß sie uns über eine lokale Störung etwas auszusagen vermag. Es wird Zeit, daß wir nicht nur den Energieverbrauch studieren, wie er sich im oxydativen Verbrennungsstoffwechsel vollzieht und in erster Linie jener Wärmeökonomie dient, von der hier die Rede ist, in zweiter Linie der Kraftleistung des Skelettmuskels, sondern daß man sich gegenwärtig hält, daß das Gebiet des Übergangs energiereicherer Zustände zu energieärmeren weit hinausgeht über die Vorgänge der oxydativen Zerstörung unserer organischen Nahrungsmittel.

Für die Wärmeökonomie steht also die Kalorienproduktion ganz im Vordergrund, sie wird gewonnen durch die energieliefernden Reaktionen jeder einzelnen Körperzelle, sei es durch die Verbrennung der Nahrungsstoffe bei der Gewebsatmung oder durch innermolekulare Spaltung beispielsweise von Zucker und Eiweiß bei den verschiedenen Formen der Gärung. Diese fundamentalen Vorgänge der

Zellatmung und Zellgärung werden ausgelöst und aufs feinste in ihrer Geschwindigkeit und Quantität reguliert durch Substanzen, die ein integrierender Bestandteil jeder lebenden Zelle sind und in kleinster Konzentration höchste Wirkungen entfalten können: die Fermente.

Die chemische Natur dieser Zellfermente gelang es in den letzten Jahren weitgehend aufzuklären. Bei beiden Fermentreaktionen der Zelle handelt es sich um Schwermetallkatalysen, speziell um Reaktionen von katalytisch hochwirksamen Eisenverbindungen, wie sie für das gelbe Atmungsferment und jetzt auch für ein Gärungsferment festgestellt werden konnten.

Wenden wir unseren Blick von diesem wichtigsten Geschehen im Zellinneren zurück auf das es für die Lebensvorgänge ankommt und dessen Summe nur buchungsmäßig, wie bei der Bilanz eines Kaufmanns, erkannt wird, wenn wir vom Wärmehaushalt sprechen, auf diese Wärmeregulation als das zwar Äußerliche aber doch für den Warmblüter Unentbehrliche, denn die Wärme bleibt Voraussetzung für all jene Abläufe. Die Wärmeregulation ist ja ein besonders einleuchtendes Beispiel für den Zusammenhang zentraler Einregulierung im Gehirn auf ein konstantes Temperaturniveau des Warmblüters durch die zugeordneten Maßregeln an den Erfolgsorganen der Regulation. Als solche dient in erster Linie für die physikalische Wärmeregulation die Haut. Dort, also an der Körperoberfläche, wird, abhängig von der Größe der Oberfläche, gegen die Umwelt Wärme abgegeben durch Leitung und Strahlung, endlich auch durch Wasserverdampfung: „Perspiratio insensibilis und Transpiration". Die Größe der Wärmeabgabe ist abhängig von der Weite der Kapillaren, die erheblich wechselt und für die auch eine Innervation besteht, die Kapillar-Endothelien haben die Möglichkeit, ihre Form zu ändern, sie ist weiter abhängig von der Anzahl der geöffneten, durchströmten Hautkapillaren, von der Geschwindigkeit, mit der das warme Blut an der Oberfläche des Körpers vorbeigeführt wird und die Haut so zu einer mehr oder weniger warmen macht. Maßgebend für die Größe der Wärmeabgabe ist also vor allem die Körperoberfläche, auf deren Größe nach RUBNER beim Gesunden vor allen Dingen die Kalorienproduktion eingestellt ist. Es schwankt die Größe der Wärmeabgabe sehr erheblich in Abhängigkeit von der Temperatur der Umwelt und anderen klimatischen Faktoren, wie Feuchtigkeit der Luft und dem Grade der Luftbewegung.

Der Blutkreislauf ist in der Hautdurchblutung angepaßt an diese Forderungen der Umwelt, keineswegs passiv, sondern aktiv sich anpaßend, so daß in weitgehendem Maße wechselnd physikalisch reguliert wird. Dem dient die Kleidung für den nackthaarigen Menschen, die noch feiner zu regulieren ist als der Sommer- und Winterpelz der Tiere. Dem dient das Gefühl des Frierens, oder der zu großen Wärme, dem wir durch Veränderungen der Umgebung, Kleidung, Lüftung und Beheizung Rechnung tragen. Bedarf es stärkerer Entwärmung des Organismus, um die Innentemperatur, auf die wir zum Ablauf normaler Lebensvorgänge angewiesen sind, gleichmäßig zu erhalten, so zieht der Organismus verstärkte Wärmeabgabe heran durch Verdampfung von Flüssigkeit auf der Haut, dadurch, daß Wasser vom flüssigen in den gasförmigen Aggregatzustand übergeführt wird und dabei der Oberfläche Wärme entzogen wird. Müssen umgekehrt Kalorien nicht abgegeben, sondern eingespart werden, ist die Bremsung der Flüssigkeitsabgabe durch die Haut bekannt und das „Zurückziehen" des Blutes aus den Kapillaren.

Reicht die physikalische Regulation nicht aus, so setzt die chemische Wärmeregulation ein. Es finden vermehrte Verbrennungsprozesse, gesteigerte Oxydationen in den Organen statt, auch sie, wie die Maßnahmen der physikalischen Regulation, unter der Herrschaft zentraler, zerebraler Schaltungen, die in Abhängigkeit stehen von den zentripetalen Bahnen und auf zentrifugale, neurale Bahnungen übergeführt werden. Doch ist es erwiesen, daß die Organisation auch humorale, speziell hormonale Steuerungsmöglichkeiten besitzt. Die Schilddrüse ist ein an sich nur langsamer, aber wichtigster Regulator für die Oxydationsgröße der Gewebe und gibt nicht nur auf stärkere Durchblutung, vasomotorisch, auch neurosekretorisch reguliert, größere Mengen ihres die Oxydationen steigernden Wirkstoffs (Hormon) heraus. Dieser wieder wirkt auf Leber und Niere schneller und stärker ein als auf die quergestreifte Muskulatur. Es scheint in Verbindung mit Adrenalin auch eine sofortige Oxydationssteigerung durch das Schilddrüsenhormon gesichert. Aber in den Muskeln sind andere Quellen von Energielieferung möglich, die beim Muskelzittern des Fröstelnden besonders reichlich entstehen. Muß schnell beim Fieber die Temperatur in die Höhe gebracht werden, wenn wärmeregulatorische Zentren etwa chemisch gereizt sind (Pyrifer), dann treibt das Zittern mit aus chemischem Umsatz erzeugten Kalorien im Schüttelfrost das Temperaturniveau im pathologischen Geschehen in die Höhe, während die Haut blaß wird und wenig Wärme nach außen abgibt. Wärmemengen werden als Ausgaben gespart, dabei zur Beheizung des Organismus vermehrt produziert, physikalische und chemische Regulationen wirken dann gleichzeitig zum gleichen Resultat: dem jähen Fieberanstieg.

Das Prinzip der Einregulierungen auf ein konstantes Temperaturniveau kann an allen Stellen durchbrochen werden, nicht nur an der Peripherie durch kühle, gerade auch durch sehr heiße Heilbäder. Die experimentellen Verletzungen an einem Zentrum der Medulla oblongata, also der Wärmestich, aber auch Veränderungen an anderen Stellen, so am Zwischenhirn, führen zur Hyperthermie.

Neben der hormonalen Regulierungsstörung, der Temperaturlabilität selbst schon bei ganz leichten Basedowfällen und der niederen Temperatur des Hypothyreoidismus beim Myxödem, denken wir auch an die Untertemperaturen, wenn die Kreislaufkomponente der physikalischen Wärmeregulation versagt. Störungen der Wärmeregulation finden sich schließlich auch, wie GRAFE gezeigt hat, bei endogenen psychischen Depressionen, dabei Erniedrigung des Sauerstoffverbrauchs im Grundumsatz. Auch auf bloße Suggestion von Kälteempfindungen folgten Steigerungen in den Grundumsatzwerten, also die Einschaltung chemischer Wärmeregulationsmaßregeln zum Ausgleich.

Auch die *Atmung* ist ein gutes Beispiel einer Regulation. Die Regulierung der Atmung ist 1931 vom Physiologen HESS, Zürich, unter dem Gesichtspunkt der vegetativen Funktionen so glänzend dargestellt, ebenso wie die Regulierung des Blutkreislaufs, beide als Beiträge der Physiologie des vegetativen Nervensystems, daß ich es unrecht fände, HESS hier oberflächlich, weil zu kurz zu referieren, namentlich auch die Beziehung von Kreislauf zu Atmung. Die Anschauungsform ist die gleiche, um die ich in der Klinik irnge, weil sie sich nicht begnügt zu beschreiben und hinter allen Ausführungen die Zuordnung der Regulationen zueinander zum Ausdruck kommt, bei der jeder Forscher ohne Bedenken, von einer *gerichteten Regulation* spricht. HESS ist es gerade, der betont, daß die mannigfaltigen Einzelerscheinungen zu einem Gesamtbild zu ordnen sind derart, daß sie als Glieder eines in seiner Arbeitsweise verstandenen Funktionssystems erscheinen, er sagt auch von den reflektorischen Wechselbeziehungen zwischen dem Kreislaufsystem und dem Atmungsapparat und vom Atmungssystem auf den Kreislaufapparat, daß es sich ausschließlich um Erregungsaustausch zwischen den beiden zu einer einheitlichen Leistung verkoppelten Apparaten handelt. Hess hat den Versuch unternommen der systematischen Funktionsanalyse des Gesamtorganismus. Der verbindende Gedanke entspringt, wie er sagt, der Erkenntnis, daß die Funktionen des vegetativen Systems sich als Regulatoren der Funktionsbereitschaft des animalischen Systems auswirken.

Ich glaube nicht, daß diese Beschränkung auf das Vorhandensein von Regulationen, die zu einer systematischen Synthese von großen Funktionszusammenhängen werden, dadurch verständlicher wird, wenn V. von Weizsäcker sagt, „wir leben nicht, weil wir Funktionen haben, sondern wir haben Funktionen, weil wir leben. Wir werden auch nicht krank, weil wir eine Funktions- oder Betriebsstörung bekommen, sondern weil wir krank werden, wird auch die Funktion und der Betrieb gestört". Wenn er meint, daß die Frage nach „warum" und „weil" an die Fundamente rührt und beträchtliche Anstrengung herausfordert, so stimme ich ihm ganz bei, er ist sich ja auch bewußt, aus der wissenschaftlichen Medizin, die die mechanische Erklärung kausal — wie ich freilich meine auch final, suchen muß, sich herauszubegeben. Innerhalb der Wissenschaft sagen wir besser, daß eine Funktions- oder Betriebsstörung ein Teil, und zwar ein wesentlicher des Krankseins ist, nämlich derjenige Teil, der für uns methodisch und rational erkennbar ist. Ich bin der Letzte, der nicht ahnen will, daß im Psychischen wesentliche Probleme liegen mit ernster Fragestellung gerade für die Mission des Arztes, aber soweit er sich der Naturforschung bedient, beschreibt er vergleichbar dem Botaniker und Zoologen Erscheinungen und tiefer schürfend Zustände gestörter Funktion, also der funktionellen Pathologie, und kann hierfür den Begriff der Regulationen nicht entbehren, die der Physiologe ebenso nötig braucht als der Kliniker, welchem Regulationsstörungen oder der Funktionswandel einer Regulation naturwissenschaftlich biologische Vorgänge sind, mit denen er das Geschehen als krankhaft beschreibt.

Beim Atemzentrum z. B. ist es kein kausales Verhalten, sondern eine Zuordnung von Feststellungen, die wir unter dem Gesichtspunkt des Sinnzusammenhanges „Atmung" zu erfahren suchen. In diesem „Erfahren" bedienen wir uns der erklärenden Betrachtungsweise der Kausalität, um richtig zu erfahren. Doch müssen wir uns dabei bewußt bleiben, daß es keine physikalische Kausalität in dem Sinne ist, daß die H-Ionen der Gewebsflüssigkeit auf Atome oder Molekularverbindungen wirken und daß daraus dann die Leistung des Atemzentrums als kausale Folge gleich einer chemischen Reaktion folgt. Sondern es reagiert ein lebendiges Organ mit seiner spezifischen Antwort auf den zugeordneten Reiz. Warum es gerade auf diesen Reiz reagiert, können wir vielleicht noch physikalisch erklären, daß es aber so mit seiner lebendigen Antwort reagiert, das läßt sich kausal aber ebensowenig erklären, wie die Sinnesempfindung als Ursache einer physikalisch-chemischen Umsetzung in der Ganglienzelle. Hier wie überall im Biologischen sieht man das Ineinandergreifen der beiden „Betrachtungsweisen", der „verständigen" des Beschreibens und der „vernünftigen" des Begreifens, welche letztere das Erleben des Sinnvollen, hier der Atmung, voraussetzt. J. MÜLLER bezeichnet das als die Zuordnung der erfahrbaren Bedingungen des Lebens zu der nichtbedingten, sondern spontanen Äußerung des Lebens selbst, welche sich in der teilnehmenden Anschauung erschließt.

Aufgabe einer lebendigen Physiologie und Klinik wäre es, diese Lebensäußerungen, die *„Urphänomene"*, klar von den

Bedingungen zu sondern. Wie die Zuordnung dieser Urphänomene dann zu den anatomischen Organen im Sinne
von Zwecken oder anders erfolgt, ist wieder eine sekundäre
Aufgabe, welche auch anatomische Feststellungen unter dem
Gesichtspunkte der Urphänomene lebendig betrachtet.

VIKTOR VON WEIZSÄCKER in seinen „Studien zur Pathogenese" zieht Beispiele heran, um das Dilemma zu erkennen,
in welches die Einführung der subjektiven Empfindungen
die physiologische Erklärung der Krankheiten versetzt, und
meint: „allgemein ist aber überhaupt nicht zu verstehen",
wer nun eigentlich „wen" reguliert: der Durst wird vom
osmotischen Druck reguliert, dieser aber über die Wasseraufnahme vom Durst. Wir urteilen, meint VON WEIZSÄCKER,
daß hier nicht nur eine Lücke der Erkenntnis, sondern auch
ein Widerspruch der Logik vorliegt, und vermuten, daß die
Ursache davon in der unbekannten Größe „Durst" steckt. Es
scheint ihm richtig, daß wir uns als Ärzte nicht mit der einfachen Konstatierung Durst begnügen dürfen, sondern in die
Aussagen der Kranken über ihr Erlebnis eindringen müssen,
denn dies Erlebnis stehe in den Biographien der Kranken an
ausgezeichneter Stelle, wie VON WEIZSÄCKER meint: sowohl
sein Eintritt wie seine weitere Verwertung. Dennoch wird der
Arzt bei solchen Störungen, Durst und andere Triebe, wie Eßlust und Appetitlosigkeit, nicht vertiefend analysieren nach
dem Biographischen hin, sondern, wie mir scheint, meist in der
Einseitigkeit der naturwissenschaftlichen Kausalität bleiben
dürfen, dem er final das Subjektive des Kranken hinzufügt,
wie wir es später bei den psychophysischen Verhaltungsweisen
breiter zu erörtern haben, die kaum triebhaft zu beschreiben
sind.

Die Klinik darf folgern, daß zwischen der Regulation des
Wasserhaushaltes, der Beeinflussung des Fett- und Kohlehydratstoffwechsels, auch des sonstigen Stoffwechsels, innige

Wechselbeziehungen bestehen, und sie wird es nur begrüßen, wenn nicht jede Funktion an eine bestimmt lokalisierte Ganglienzellengruppe gebunden gedacht wird, daß aber neben den „Zentren" wieder die Erfolgsorgane mit ihrem chemischen Verhalten, dabei normal oder krankhaft gesteuert, eine größere Rolle spielen.

Wenn wir beschreibend lehren, daß die Ausschüttung des Schilddrüsenhormons von der Durchblutung der Schilddrüse und von ihrer Innervation abhängt, daß die Hemmung der Diurese vom Hormon des Hypophysenhinterlappens und den sekretorischen Zellen des Tuber cinereum ausgeht, oder wenn wir die Wege kennen, welche die sekretorischen und motorischen Erfolgsorgane der Viscera verbinden mit den vegetativen Zentren in der Medulla und dem Zwischenhirn, wenn dort komplizierte Systeme von übergeordneten Schaltstellen angenommen werden, welche die Wärmeregulation, den Wasser-, Kochsalz-, Kohlehydrat-, auch Fettstoffwechsel beherrschen und daneben der Hypophyse chemisch ähnliche Fähigkeiten zugeschrieben werden, so kann derjenige, der naturwissenschaftlich beschreibt, sehr wohl uns schildern, wie wieder neural sowohl als humoral Regulationen anatomisch und physiologisch zu postulieren sind, die spielen müssen, damit es zu diesen Erscheinungen kommt. Man gibt sich zufrieden — wenn man die Affektsituation in Zusammenhang mit Gedanken, Vorstellungen und der Sinnsetzung von Erlebnissen vernachlässigt —, zu wissen, daß zahlreiche anatomische Verbindungen vom Cortex cerebri zu jenen vegetativen Zentren laufen, und daß von diesen aus zentrifugal Sympathikusimpulse und solche des Parasympathikus gehen, die jene festgestellten Einflüsse auf die Organfunktion haben, so daß diese veränderten Funktionsabläufe verstanden scheinen, oder wenigstens beschrieben sind.

Was läge näher, um die unlösbare Verknüpftheit und die

gegenseitige Wechselbeziehung uns klarzumachen, als das nur
zu geläufige Beispiel des sympathischen Nervensystems wieder
heranzuziehen, des Adrenalsystems mit seinem Wirkstoff, dem
Produkt des Nebennierenmarkes, dem Adrenalin. Führt die Erregung des Nervus sympathicus zur Ausschüttung des Adrena-
lins, so versetzt das Adrenalin andererseits den Sympathikus
in Erregung, und vieles, was wir bei emotionellen Zuständen
körperlich beobachten, auch beim Schmerz, wie etwa die
plötzliche Blutdrucksteigerung, muß auf solche Sympathi-
kuserregung mit Adrenalinausschüttung bezogen werden.

Für gewisse Regulationen in der Not — „requirement" —
sind auch die Feststellungen wichtig, daß auf Insulin-Hypo-
glykämie der Blutdruck steigt, die Milz sich verkleinert, die
Adrenalin-Hyperglykämie einsetzt und das Adrenalinzittern,
was alles sich bei geeigenter Dosierung durch Sekalepräpa-
rate, Gynergen, das dem Adrenalin entgegenwirken kann, ausschalten läßt.

Wir haben versucht, in ähnlicher Weise auch gerade die Regulation auf ein Blutzuckerniveau näher zu schildern, welches
der Organismus recht konstant aufrechterhält, „damit" der
Betriebsstoff des Lebens den Geweben schnell zur Verfügung
steht, also besonders den Skelettmuskeln, bei denen oft Eile
not tut, da sie nur bescheidene Reserven besitzen, während
die Leber aus ihrem Glykogendepot für ständigen Zufluß
sorgt, — einreguliert wieder durch zentrale Steuerung für
humorale Einflüsse und fermentative Vorgänge.

Es ist jetzt möglich geworden, den Diabetes zu beschreiben
als eine Störung dieser Regulierungen und ihn von der zu
engen Deutung zu befreien, daß er nichts sei als eine Unter-
funktion des Pankreas, in welche die Diabetestheorie durch
die Triumphe der Iusulinbehandlung entschuldbarerweise geraten ist.

Wir dürfen, wie mir scheint, als biologischen Sinn die

Aufrechterhaltung einer lebensnotwendigen Funktion nicht
übersehen, denn nur diese Betrachtungsweise versetzt uns in
die Lage, eine ganze Reihe von Verhaltungsweisen der funktionellen Pathologie zu verstehen, welche uns aufzeigen, daß
der Organismus als geschlossene Einheit auch unter er-
schwerenden Bedingungen den Anforderungen gerecht wird,
die seine Existenz und seine Erhaltung gerade gegenüber der
Umwelt gewährleisten. Solche Theorien sind voll gerecht-
fertigt, wenn sie zu Auffassungen führen, die sonst nicht einheitlich darzustellen sind.

VICTOR VON WEIZSÄCKER sagt, wenn wir finden, daß die
Blutreaktion die Atemexkursion, die Atemexkursion die Blutreaktion wechselseitig begrenzt, daß also autoregulatorisch
ganz wie beim alten Zentrifugalregulator der Dampfmaschine
eine Niveausteuerung stattfindet, dann empfiehlt es sich, von
Selbststeuerung auf ein Funktionsniveau zu sprechen. Diese
Regulation leiste also die Wiederherstellung eines Ausgangs-
zustandes nach Störung aller Schwankung.

Aber unter Regulation sei mehr zu verstehen, nämlich die
Anpassung an die stets neuen und immer wieder anderen
Situationen von Innenwelt und Umwelt. Nicht die Identität,
sondern gerade die Variabilität der biologischen Zustände
ist das, was wir verstehen wollen.

Betrachten wir einen Entzündungsherd im Gewebe, so
drängt sich uns die Entfaltung des Gesetzmäßigen auch zum
Einmaligen oder Einzigartigen auf. Ein lokalisierter Schaden
trifft ein Gewebe, die Antwort ist die entzündliche Reaktion.
Leukozyten oder auch bewegliche Gewebszellen, Histiozyten,
wandern dorthin, bilden einen Demarkationswall. Die Kapillaren reagieren, ein seröses also zellfreies oder ein zell-
reiches Exsudat wird in das geschädigte Gewebe gesetzt. Der
Herd beteiligt sich, falls er einmal fest abgeschlossen ist, nicht
mehr am allgemeinen oxydativen Gewebsverhalten, Säuerung

86

im Gewebe tritt auf, wohl nicht nur als Produkt der entzündlichen Zellen, die den Zucker in Milchsäure verwandeln. Die Zellen gehen endlich an ihrem eigenen Produkt, der Milchsäure, zugrunde, und das Gewebe zerfällt nekrobiotisch. Der nicht mehr lebensfähige Gewebsanteil wird, etwa bei einem Furunkel, abgeschlossen, das Gewebe abgestoßen, der Organismus verzichtet auf dieses unbrauchbare Gewebsgebiet, opfert es auf, um das Ganze zu erhalten. Ungefähr so hat sich RÖSSLE ausgedrückt. Ist diese teleologische Diktion nur eine façon de parler oder bringt sie uns nicht ein besseres Verständnis des Gesamtvorgangs, den wir, wenn wir nur analytisch beschreiben, nicht erhalten? Dabei sind wir die letzten, die nicht verlangen, wie gerade unsere zahlenmäßigen exakten Ergebnisse zeigen, daß möglichst jede einzelne Phase kausal beschrieben wird, so daß morphologisch zelluläres Geschehen als lebendiges Funktionsverhalten, und ebenso das chemische Geschehen mit seiner Wandlung, dem Absinken der Werte für Zucker, der Abnahme des Bikarbonats im abgeschlossenen Entzündungsraum, weiter der quantitativ erfaßten Werte der Milchsäure, die aus dem Zucker entsteht, und endlich der p_H, die hier nicht wie im zirkulierenden Blute bei ihrem physiologischen Niveau bleibt, sondern im abgeschlossenen Raum Säuregrade zeigt, die mit dem Leben des Gewebes unvereinbar sind. Solche kausalen Reihen von Feststellungen führen zu neuen objektiven Befunden auf biologischem Gebiet; — aber die Problemstellung geht aus von der finalen Frage: Auf welches Ziel hin wird gesteuert?

Auf dem neuralen Gebiete sind viel erschütterter als auf dem humoralen die Grundfesten der noch herrschenden Lehre im Wanken. Es wird zur Zeit ein Kampf geführt, der zeigt, daß das Schema *Reiz und Reizbeantwortung* nicht ausreicht und daß zwischen dem Element des Reflexes und der biologischen Leistung eine Kluft sich auftut.

Jedenfalls kann jenes Schema Reiz und Reizbeantwortung gerade dem ärztlichen Kliniker in gar keiner Weise ausreichen, um darauf fast alle Funktionen der höheren Tiere und des Menschen zurückzuführen, geschweige denn den Kranken in seiner Lebensgeschichte zu verstehen.

W. Trendelenburg hat in einem Nachruf auf Pawlow, in dem er dessen unvergängliche Verdienste würdigte, doch klar zum Ausdruck gebracht, daß wir uns scharf von ihm geradezu weltanschaulich scheiden, denn Pawlows letztes Ziel war, das *Subjektive zum Objektiven* zu machen, für ihn war psychische Tätigkeit höchste Nerventätigkeit, und man muß erkennen, daß er auf einen philosophischen Materialismus hinauswollte, durch den das Leben restlos als Mechanismus zu erklären sei. Von den psychischen Erscheinungen, die er zwar nicht leugnet, darf der Naturforscher nach Pawlows Ansicht nur vom objektiven Standpunkt aus herantreten und braucht sich dann um die Frage nach dem Wirken dieser Erscheinungen gar nicht zu kümmern.

Wir meinen mit Trendelenburg und bekennen es seit Jahren, daß wir unsere Beziehungen zur Umwelt nicht in der Sprache objektiver Begriffe erleben, sondern als Änderungen psychischer Inhalte, als Gedanken, Empfindungen, Gefühle, Willensregungen und Willensentschlüsse. Wir müssen das als Menschen mit unserer Sprache ausdrücken. *Ergebnisse von der Sicherheit des Fallgesetzes lassen sich, so meint* W. Trendelenburg *mit Recht, in diesem Gebiete nicht erhalten.* Pawlows *Grundauffassung erwächst dem Boden der Überwertung der klassisch-physikalisch gerichteten Naturwissenschaft für die Erfassung der gesamten Lebenserscheinungen, von denen die psychischen die tiefsten und wunderbarsten sind.* In seiner Einseitigkeit bleibt er vor deren Pforte, trotz des so bewundernswerten Schwunges noch in hohem Alter, stehen, er bleibt groß auch in dieser seiner irrenden Einseitigkeit.

Die Frage der „Zentren" vor allem ist heute fast ungewisser und undurchsichtiger denn je. V. von Weizsäcker hat in einem Referat über die Neuroregulation auf der Wiesbadener Internistentagung 1931 das Jacksonsche Wort von der Bekämpfung der „*Zentrenhierarchie*" wiederholt und mit Nachdruck darauf hingewiesen, daß man aus den Erscheinungen nach Zerstörung einer Hirnstelle nichts Sicheres auf die Funktion dieser Stelle schließen könne. Nicht die Funktion des zerstörten Bezirkes, sondern die regulativen Erscheinungen der nichtzerstörten könnten allerdings durch den Ausfall ermittelt werden. Aber auch das wird fast unmöglich, da eben mit dem Ausfall *eines* Bezirkes sofort der regulative Funktionswandel der übriggebliebenen eintritt und so auch dessen ursprüngliche Funktion nicht mehr erkennbar ist.

Karl Ludwig hat einmal gesagt, daß jene Hirnzerstörungen, um Zentren zu finden, ihm vorkämen, als wenn man auf ein feines Uhrwerk mit Schrot schösse, um an den entstandenen Störungen die Feinmechanik des Uhrwerks zu begreifen. Die komplizierte Koordination vegetativer Funktionen, die im „Funktionsplan" des Gesamtorganismus liegen, und gerade auch die Koordination der Stoffwechselvorgänge, kann nicht lokalistisch erfaßt werden.

Als Albrecht Bethe bei Wasserkäfern verschiedene Extremitäten amputierte, stellte er fest, daß unmittelbar danach so schnell Umstellungen in den Beinbewegungen erfolgen, daß von einem „Erlernen", etwa im Sinne des bedingten Reflexes, nicht die Rede sein kann. Beine, welche normalerweise abwechselnd tätig sind, werden zu Partnern, Kiefertaster beim Taschenkrebs, die normalerweise an der Fortbewegung ganz unbeteiligt sind, werden zum Laufen benutzt. „Sinnvoll" erscheinende Änderungen in der Reihenfolge treten bei jeder veränderten Gangart der Extremitäten ein, auch dann, wenn die höheren Zentralorgane ausgeschaltet sind. Die Umstellungen der Koordination können nicht erklärt werden durch die Annahme besonderer für diesen Zweck vorhandener Zentren. Dazu ist die Zahl der Umstellungen viel zu groß. BETHE sprach daher zunächst nur von der „Plastizität" der Nervensubstanz. Er hat dann eine Erklärung gefunden, die ihn als eine kausale befriedigen mag und die sich bemüht, die finale Betrachtungsweise auszuschalten, obwohl mir kein Zweifel möglich scheint, daß diese hinzugefügt werden muß, um den kausal erklärten Vorgang als sinnvoll zu begreifen.

BETHES Prinzip der „gleitenden Koppelung" führt ihn zu dem Schluß, daß jedes Geschehen an einem Ort Rückwirkungen auf alle anderen Orte ausübt, „d. h. jedes Geschehen muß sich mit jedem anderen in Beziehung setzen. Wenn dies aber in aller Strenge zutrifft, dann ist es ausgeschlossen, daß zwei Dinge zu gleicher Zeit geschehen, die nicht in einem inneren Zusammenhange miteinander stehen."

V. VON WEIZSÄCKER meint, wenn wir nur Selbststeuerungen auf ein Funktionsniveau besäßen, so wären wir lebensunfähig, wenn sich alles nur in festgebahnten Reflexen und Reaktionen abspielte: an einer ersten neuen Situation würden wir scheitern. Je durchbrechbarer die nivellierende Autoregulation, um so größer der Kreis der Lebensmöglichkeit.

Vom Tierexperiment ausgehend geht der Physiologe BUYTENDIJK (Groningen) noch einen wesentlichen Schritt weiter in seinem Kampf gegen das Schema Reiz und Reizbeantwortung, wenn er meint, *„es gelingt nicht so leicht ein organisches Gebilde so weit zu mißhandeln, daß es sich vollkommen der Reflexlehre anpaßt"*. Wenn man die Handlungen eines intakten Tieres untersucht, zeigt sich sofort — so sagt er —, daß es unmöglich ist, sie als Kettenreflexe, als bedingte Reflexe, als automatische Vorgänge zu verstehen und die Bildung neuer Gewohnheit auf Assoziation, Bahnung und Hemmung zurückzuführen. Ja, sogar zwei ganz verschiedene kämpfende Tiere, z. B. Mungo und Kobra, bilden in der Vollendung, welche das rein tierische Leben in vitalen Funktionen über das Menschliche heraushebt, eine Feinheit, so geschlossen wie Glieder eines einzigen Individuums. Im bewegten Film erweist BUYTENDIJK den erstaunlichen Zusammenhang dieser beiden kämpfenden Tiere, ,,wobei nicht nach der Latenzzeit der Bewegungen des einen eine Reaktion des anderen folgt, sondern wobei die Tiere wie zu einer neuen organischen Einheit vereinigt sind". In der Fülle und Einheit des Lebens scheint ihm die Zweiheit selbst von Subjekt und Objekt zu fehlen, Tier und Umwelt ist eine einzige organische Einheit. *Auch für mich besteht ja der Dualismus Subjekt — Objekt nur als Unterschied der subjektiven Wahrnehmungsmethode; er ist also kein wesentlicher, sondern nur eine methodische Verschiedenheit des Erkennens.*

V. VON WEIZSÄCKER möchte jeden biologischen Akt geschlossen aus sich selbst heraus zutreffend erfahren und darstellen und nennt die Einheit und Eigenheit des Organischen den ,,Gestaltungskreis", nicht aber schließt er sich der Gestaltshypothese an, in der er eine parallelistische Wendung sieht. Auch andere Kritiker der kaum mehr so aktuellen Gestaltstheorie werfen ihr im Ganzheitsbegriff eine leere Abstraktion vor mit einem energetischen Physikalismus, gerade dadurch, daß auch für die Physik ,,physikalische Gestalten" angenommen werden, die auch mir in einem ganz anderen Problemkreis zu liegen scheinen. Dennoch haben diese Auffassungen auch die Biologie weitgehend befruchtet, selbst wenn sie für uns nur das eine klargestellt hätten, daß der Organismus nicht ,,additiv" wie eine Summe zusammengesetzt ist aus einzelnen Teilen, sondern daß im Zusammenwirken der einzelnen Teile ein untrennbares Ganze gegeben ist.

Oft genug erkennen *wir im Krankhaften die Steuerung auf*

ein neues, den Schaden reparierendes Niveau und beobachten
etwa beim Klappenfehler die Umformung, die das Herz
erfährt zum Ausgleich des Ventilschadens, als wenn der Organismus seine Reparaturwerkstatt in sich trüge, nicht viel
anders als die Heilungsmöglichkeit eines Knochenbruchs. Gehört doch zum erhöhten Blutdruck, wenn er mechanische
Folge ist des Widerstandes in der Peripherie, ein kräftigerer
linker Ventrikel als Triebwerk des zu fördernden Blutes, es
ist also, als ob die Organisation einen neuen Motor mit einer
stärkeren PS-Zahl eingesetzt hätte, wenn wir den Vorgang
mit dem primitiven Können einer menschlichen Autowerkstätte vergleichen. Die naturwissenschaftliche Forschung
fragt, welche Reize sind es, die beim ausgewachsenen Organismus diese Hypertrophie des linken Ventrikels vollziehen, und
findet, daß offenbar die Anspannung gegen die erschwerte
systolische Klappenöffnung der Aorta jene Verstärkung und
Verdickung der einzelnen Herzmuskelteile hervorruft (Bohnenkamp). Mir scheint hierdurch nur die *eine* ganz wesentliche, kausale Betrachtungsweise des Geschehens erklärt zu
sein, während man so gern jene andere übersehen will, weil
sie uns einen Hinweis geben könnte, den anzuerkennen wir
uns entziehen, um unser klassisches naturwissenschaftlich-
kausales Weltbild nicht zu stören. Aber es muß dennoch gesehen werden, daß, wenn die Organisation auf die größere
Anforderung der Leistung des Motors nicht mit der Verstärkung des Motors reagieren würde, der Kreislauf versagen
würde, wie es vorkommt, wenn die Zeit zur Anpassung fehlt.
Ohne daß wir es uns eingestehen, drückt sich niemand in der
Klinik anders aus, als daß das Herz dem Klappenfehler oder
dem erhöhten Blutdruck sich angepaßt hat. Auch die morphologische Änderung, die bis zu einer Verdoppelung und
mehr der Wanddicke des Ventrikels führt, wie zu einer Vergrößerung seines Rauminhaltes, ist der neuen mechanischen

92

Forderung für das Verhalten des Gesamtkreislaufs angepaßt, die gestörte Funktion selbst wirkte umgestaltend, den Ausgleich wieder herstellend — Kompensation.

Wie beim Kreislauf wären analoge Beispiele ins Ungemessene zu häufen, wenn man etwa die Technologie des Flugwesens mit dem Vogelflug vergliche, den Skelettmuskel als Explosionsmotor, der heute zu ausschließlich in bezug auf seine chemische Energie liefernden Vorgänge betrachtet wird, wobei es für unsere Anschauungsformen ein plastischer Ausdruck ist, wenn MACLEOD *den Zucker als den „Betriebsstoff" des Lebens bezeichnet.*

Ein quergestreifter Muskel wird, während er arbeitet, stärker durchblutet. Daß dies für die Muskelleistung nötig ist, indem er nur auf diese Weise die größere Sauerstoff- und Zuckermenge erhält, ist uns selbstverständlich. So sehr, daß hier die sinnvolle Einregulierung ganz im Vordergrunde *steht als finale Betrachtungsweise und fast darüber die kausale in den Hintergrund tritt,* also die Frage, was denn im arbeitenden Muskel es veranlaßt, daß geschlossene Kapillaren sich öffnen, Arteriolen sich weiten, die Strömungsgeschwindigkeit im Gesamtkreislauf bei starker Arbeit zunimmt, das Minutenvolumen des Herzens größere Quantitäten auswirft usw. Es ist ganz selbstverständlich, daß das Problem, *wie* jene Regulationen vorgenommen werden, die in viele Einzelfragen aufzulösen sind, auch kausal beantwortet werden sollte. Aber was die Einzelvorgänge zusammenhält, wird eben doch für unser Erkennen am klarsten so zusammengefaßt, daß zwar alles betriebstechnische Einzelvorgänge sind, aber die Organisation — dürfen wir sagen „die Natur?" — hat es so ausgebildet, daß die arbeitende Muskelmaschine dann mehr von den Betriebsstoffen erhält, wenn sie sie notwendig zu ihrer Leistung braucht. *Wir ordnen also hier wohl die kausale Betrachtungsweise als untergeordnete so ein, daß die finale uns als die übergeordnete, als die heuristisch führende, die das Problem erst zusammenfaßt, erscheint.* Es ist ganz analog wie bei der Wärmeregulation, bei der alle Einzelvorgänge des „Energieverbrauchs bei der Ernährung" (RUBNERS Werk) dazu dienen, den Warmblüterorganismus in jenem Temperaturniveau zu erhalten, auf das er notwendig für sein Leben gegenüber einer Umwelt mit ihren wechselnden klimatischen Einflüssen so eingestellt sein muß. Wie oft geht die Fragestellung von Zweckvorstellungen aus, denen die mehr oder weniger klare Frage nach dem Sinn zugrunde liegt, der sich erfüllt.

Ob es die Versorgung der arbeitenden Muskelmaschine, ob es die besonders gesteuerte Versorgung des wichtigsten Motors, des Herzens, durch die Blutversorgung des Koronarkreislaufs ist, ob der Wärmehaushalt, für welchen der Brennstoff wie Kohle verbrannt wird — als Wärme liefernde Wandlung der potentiellen in chemische Energie, und ob es noch so viele bekannte andere Regulationsmaßnahmen sind, wie etwa die der Atmung, des Wasserhaushaltes, der Körpergewichtskonstanz, immer bleibt es bei der Denkform, daß wir alle Einzelmaßregeln analytisch zergliedern, um sie kausal methodisch zu erfassen, daß aber all diese kausal erfaßten Einzelheiten von uns zusammengefaßt werden, gerade wie beim Verstehen von Maschinen nach der Aufgabe, der Leistung (Funktion), die sie zu erfüllen haben, also nach der Bedeutung für den Organismus. Wir fragen forschend zunächst nach dem „Sinn" des Vorganges, und es erweist sich durch die gewonnenen präzisen objektiven Resultate der heuristische Wert, ja für die Biologie oft die Unentbehrlichkeit, so fragend vorzugehen. *Aber auch das Endresultat ist, wie der Anfang der Problemgewinnung, auf die Ermittlung des Zieles, auf den Wert für den Organismus gerichtet.* Es scheint mir ein Irrtum, wenn behauptet wird, die Frage nach dem Ziel stände mit heuristischem Wert am Anfang, sie erübrige sich, wenn die Kausalreihe gefunden sei: im Biologischen können wir auf das Ziel oder den Sinn nicht verzichten, um synthetisch zu verstehen.

Wüßten wir vom Erfindergeist des Menschen nichts und nichts von der Geschichte der technischen Erfindungen, so könnten wir wie in der Physiologie, etwa wie bei einem Automobil, uns beschränken, es zu betrachten unter dem Gesichtspunkt der Energiebilanz und würden nachweisen, daß die in der Verbrennung des Benzins freiwerdenden Kalorien nach Abzug der entsprechenden großen Wärmeverluste der entfalteten motorischen Kraft des Autos äquivalent sind. Oder wir würden in den Zündkerzen und den Kolbenpumpen der Zylinder eine Organisation erkennen, die einiges Verwandte mit der Muskelmaschine, nämlich dem Herzen, hat, würden in den Kugellagern und Achsen mit ihren Drehungsmöglichkeiten ähnliches beschreiben, wie für die Funktion des Muskel-, Gelenk- und Skelettsystems einschließlich des motorischen Nervenapparates. Aber beim Auto wissen wir auch, daß all seine Einrichtungen nur einem Ziel (Sinn) dienen, dem Fahren; wir *beschreiben* es in all seinen Teilen und ihrem korrelativen Zusammenwirken kausal, reguliert, wir *verstehen* es nur final, durch seine Leistung, also funktional, ein für seine spezifische Umwelt (Autostraßen) optimal angepaßtes Fahrzeug. Ist das beim Vogel anders?

Stets muß man betonen, es ist in der belebten Natur unendlich viel auch ganz anders gelöst, als die Organisation es beim Menschen entwickelt hat, das ist ebenso selbstverständlich, wie neben dem Auto die Dampflokomotive oder der elektrische Triebwagen existiert, ja, tatsächlich finden sich in der Natur ungezählte Lösungen einheitlicher in sich geschlossener Organisationen für alle Arten der Organismen, Tiere wie Pflanzen und einzellige Lebewesen zugehörig zu ihrer „Umwelt". Jedes in sich ist die Lösung zu einer vollendeten Funktionseinheit und mit ihrem Funktionswandel auf die ihr spezifische Umwelt eingestellt.

Kein Organismus ist, so wenigstens scheint es mir, mit seiner Umwelt voll verstanden, wenn er bis in die letzten Einzelheiten, physikalisch, elektrisch, chemisch, physiko-chemisch lückenlos kausal-naturwissenschaftlich klargestellt, beschrieben wäre.

Es bedarf, um dem Denken des Menschen verständlich zu sein, einer zweiten Anschauungsart, der finalen als der gerichteten Regulation für eine Funktionsleistung, mit einem oft unverkennbaren Sinn, einem Ziel — Telos ($\tau \acute{\varepsilon} \lambda o \varsigma$).

Ich weiß, daß diese Meinung über biologische Leistung von vielen Seiten unter Naturforschern und Medizinern bekämpft wird. Die Wandlung zur modernen Physik scheint uns recht zu geben, auch sie erkennt sinnvolle Zusammenhänge an, gerade für alle lebenden Organismen.

Aber mag diese Art des Schauens von manchen völlig verworfen werden. Ich möchte doch dem Glauben Ausdruck geben, daß die kausale Betrachtungsform, so unentbehrlich sie ist und so sehr sie mit den großen objektiven Werten, die sie schafft, das ganz exakte und so notwendige Material unserer Wissenschaft gibt, für unser Verstehen auch außerhalb der psychischen Abläufe nicht ausreicht und daß wir neben ihr, ja, ich meine, dieser Betrachtung übergeordnet, die finale Betrachtungsweise notwendig brauchen, keine von beiden ist im Lebendigen entbehrlich.

Das gilt nicht nur für diejenigen unter uns, die das teleologische Denken in der Biologie wie in der Klinik uneingeschränkt, offen bekennen, wie etwa unter den Klinikern unserer Tage führend August Bier, sondern auch für jene, die es als einen Notbehelf und eine Verlegenheit ansehen, sich so ausdrücken zu müssen, und sich etwa damit entschuldigen, daß jenes Denkprinzip für den biologischen Forscher nur

heuristischen Wert habe. Selbst Forscher, welche eine teleologische Betrachtungsweise auf das schroffste ablehnen und
behaupten, sie sei „gefährlich" für die Naturforschung, und
nur innerhalb der kausal festzustellenden Zusammenhänge
habe sich naturwissenschaftliches Denken zu bewegen, bedienen sich, ohne es anzuerkennen oder zu merken, der finalen
Betrachtung. Ich vermute, daß diese Anschauungsform außerhalb der belebten Natur auch notwendig ist, daß der Physiker
oder Chemiker, der Astronom oder Geologe sie brauchen
könnte. Jedenfalls scheint es dem unbefangenen Menschen
so, wenn er nach dem Bauplan des Organismus und seiner
Organsysteme fragt, oder Pflanze, Tier und Mensch für ihre
Umwelt optimal eingerichtet findet, erst mit dieser ein Ganzes darstellend, daß er von *„der Natur"* spricht, die sich der
festgestellten Einzelheiten bedient, um eine Leistung zu
vollziehen. Gerade die Pathologie spricht bei der Wund-
heilung oder der eines Knochenbruches, bei Beschreibung
der Regeneration und Reparation, bei offensivem und de-
fensivem Geschehen vom Effekt, mit dem Ziel einer Wiederherstellung.

Stets aber sind uns beide Betrachtungsweisen, so will es mir
scheinen, zum biologischen Verstehen nötig und werden wohl
von jedem Biologen angewandt. Die Forscher unterscheiden
sich nur darin, daß der eine es zugibt, der andere sich aber
nicht bewußt wird, daß er auch diese finale Denkform an-
wendet, obwohl er sie prinzipiell nicht anerkennen will, weil
sie ihm transzendental scheint und nur die kausale naturwissenschaftlich einwandsfrei.

Ein Beispiel, um ganz verständlich zu sein: Kausal zu beschreiben ist die Veränderung der Brustdrüsen während der
Gravidität, das Einsetzen der Milchsekretion bei der Mutter
nach der Geburt, wobei die neurosekretorischen Einflüsse, die
Durchblutung, das zelluläre Geschehen des Drüsenapparates

rein chemisch, auch hormonal und physiko-chemisch, die Zufuhr der Nahrungsstoffe vom Blute her, ihre Wandlung als Leistung der Milchdrüse zu untersuchen sind, endlich das Produkt selbst in seiner Zusammensetzung an Wasser, Salzen, Albumin, Kasein, Milchfett, Milchzucker usw. Wenn diese kausalen Reihen lückenlos in allen Einzelresultaten vor uns lägen, wüßten wir noch gar nichts davon, daß die Entwicklung der Mamma in der Gravidität, die Produktion ihrer Sekretion nach dem Partus final, als Ziel, dahin gerichtet ist, dem von der Mutter gelösten Kinde eine Nahrung zuzuführen, die für die erste extrauterine Phase des Lebens die zugeordnete ist, so ideal, daß sie noch heute durch keine künstliche Ernährung gleichwertig ersetzt werden kann: der Sinn der Milchdrüse, mit allem, was kausale Forschung ermitteln mußte, ist die Aufzucht des Neugeborenen, wir verstehen, ja, wir finden viele Tatsachen nicht, wenn wir diesen „Sinn" der Organisation nicht wie selbstverständlich hinnehmen oder voraussetzen. Man wende nicht ein, daß vergleichende Physiologie von der gesamten Tierreihe her uns schildern kann, in wie verschiedenen Formen für die Aufzucht der Nachkommenschaft durch Ernährung gesorgt ist, daß also die Phylogenese uns diese Einrichtungen, wie sie etwa für den Säuger bestehen, entwicklungsgeschichtlich verständlicher macht. Gewiß ist das der Fall, aber auch in solcher phylogenetischen Reihe wird gerade wie bei der Ontogenese in der Embryologie nie von den Forschern das Ziel der Organisation als Strebung zu leugnen sein, die sinnvoll scheint.

Aber selbst, wenn die kausale Entwicklungsgeschichte der Tierwelt, wie des Einzelwesens lückenlos vor uns stünde, scheint es mir dennoch unmöglich zu leugnen daß das Auge zum Sehen, das Ohr zum Hören bestellt ist, daß das Skelett mit Gelenken und Bandapparat, Scharnieren, Kugellagern und Gestängen, zusammen mit der quergestreiften Muskulatur als Explosionsmotor, eine kompliziert ideal funktionierende Maschine ist zu unserer Lokomotion, daß Salzsäure und Pepsin vorhanden sind „zur" ersten hydrolytischen Aufspaltung des Nahrungseiweißes im Magen. Wir stellen ständig sehr vollkommen gelöste Aufgaben fest, so scheint es uns, auch wenn unzählige andere Lösungen in der lebendigen Natur verwirklicht sind.

Im Begriff Erhaltung der Art, Fortpflanzung, erst recht in dem der Anpassung, letzteres auch unbelastet von den Hypothesen DARWINS, im Worte Regulation liegt bereits die Anerkennung einer Organisation ganz bestimmter Art, eines Lebewesens, das, je besser wir es erkennen, auch mit kausal naturwissenschaftlicher Methodik, uns um so deutlicher zeigt, daß die Synthese der Funktionen zusammengehalten ist zu einem Individuum, das mit seiner Eigenart der aufeinander abgestimmten Funktionen („Korrelationen") für sein Milieu, Innenwelt wie Umwelt, jedesmal eine optimale Einheit darstellt, dabei oft mit anderen Lebewesen, tierischen wie pflanzlichen, notwendig verknüpft ist und schon „für" seine individuelle Erhaltung auf diese belebte und unbelebte Natur angewiesen ist. Ich meine, daß solche Betrachtungsart mit dem gleichen Recht Aufgabe der Naturforschung ist, also zur Naturwissenschaft gehört und daß, wer nur die eine Blickrichtung gelten läßt, die kausal beschreibende, einen Torso des Verständnisses erhält, der ständig der Ergänzung durch die andere Betrachtungsweise bedarf, ja, sie scheint mir nicht in stärkerem Maße spekulativer Natur zu sein, als die wohl methodisch exaktere Form der Forschung, mit der wir uns sicher glauben, die „Gesetze" der klassischen Physik nicht zu verlassen, über welche gerade heute auch die exakten Naturwissenschaften mit ihren Feststellungen, die sich kausaler Betrachtungsweise bedienen, aussagen, daß sie die „Gesetze" als Abstraktionen ansehen aus dem Wahrnehmungsmaterial ihres Gebietes. Wir halten uns selbstverständlich gerade wie jene Disziplinen an die „Gesetze" als die abgeleiteten Regeln aus den Beobachtungsreihen und verlassen keineswegs den gesicherten Boden naturwissenschaftlicher Erkenntnismöglichkeit, wenn wir streng empirisch beobachten und beschreiben, daß ein Warmblüterorganismus auf eine gleichmäßige Temperatur einreguliert ist durch alle möglichen Maßnahmen, die in der Pathologie, beim Fieber, gestört sein können, oder daß der weibliche Organismus des Säugers eingestellt ist auf die Ernährung der Jungen durch das Produkt der Milchdrüsensekretion, oder endlich, daß der Kreislauf dem Transport von Sauerstoff und anderem notwendigem Betriebsmaterial für das Leben der Gewebe dient und daß in hohem Maße das Angebot des zugeführten Blutes abhängt von der Nachfrage der Gewebe. Diese Beispiele sollten genügen, um aufzuzeigen, daß, wenn wir nur kausal beschreiben, wir das Verständnis dafür nicht bekommen, daß biologische Feststellungen als für das Leben notwendige, vom Leben geforderte Leistungen uns erscheinen, daß zahlreiche Tatsachen der Pathologie auf Kampf, Abwehr, Schutz, Ersatz, Ausmerzung, Wiederherstellung, Heilung abzielen, „die Wirklichkeit sinnvoller Zusammenhänge".

Wem diese Anschauungsform „gefährlich" scheint, weil sie oft zu Fehlschlüssen geführt habe, dem sei entgegnet, daß überall, wo der Verstand sich zu verstehen bemüht, er der Gefahr des Irrtums ausgesetzt ist: was alles hat auch bei der kausalen Betrachtungsform korrigiert werden müssen. Jede Erkenntnis bleibt Teilwahrheit, die im Verlauf wissenschaftlicher Entwicklung umwälzende Korrekturen erfährt, jede Dogmatik ist zu bekämpfen, dafür sollen wir in unserer Wissenschaft geschult werden.

Die Gefährlichkeit ist also kein Gegenargument und gehört zu jeder Forschung, auch zur biologischen Naturforschung, mögen wir ein kausales oder ein finales Denkprinzip anwenden: nicht das eine soll *gegen* das andere ausgespielt werden: beide Betrachtungsformen scheinen mir unentbehrlich, zum Finden wie zum Verstehen, sie bekämpfen sich nicht, stören sich nicht, sondern ergänzen notwendig einander. Man möge sich an den Beispielen der Wärme- oder Kreislaufregulation, gerade auch bei Störungen dieser Regulierungen klarmachen, wie unverständlich für die Gegenwart rein kausale Beschreibungen bleiben würden, wenn nicht überall der Sinn des Vorganges und die Strebung zum Störungsausgleich vorausgesetzt würde. Gerade hier hat die Klinik als funktionelle Pathologie viel der Physiologie zu geben, von der sie soviel empfangen hat. Denn die Klinik vermag oft gerade erst an der Störung die Aufgabe der ungestörten Funktion zu erkennen.

Wie die Natur sozusagen methodisch das beobachtete Phänomen bewirkt, also die kausale Betrachtungsweise ist der Forschung unerläßliches Postulat zum wissenschaftlichen Suchen, aber daß jenes Wirken schaffend zur Erhaltung, versagend als Zerstörung aufzufassen ist, ist nicht nur als heuristische These fruchtbar. Mir scheint es zentrale Anschauung im Gesamtbereich der lebenden Natur.

Wir verdrängen diese Art der Betrachtungsweise, weil sie weltanschaulich der Gegenwart im naturwissenschaftlichen Rahmen noch nicht paßt, obwohl wir uns ständig mindestens larviert dieser Ausdrucksform bedienen. Scheint es uns nicht gekünstelt, wenn wir es vermeiden wollten auszusagen, die Mücke hat einen scharfen Stachel, damit sie die Haut des Menschen durchdringt und sich aus den Kapillaren das Blut zum chemischen Aufbau ihrer Eier in ihr Verdauungsrohr saugt? Panzertiere haben keine Sensibilität dort, wo sie schon durch die Festigkeit ihres Panzers vor Verletzungen geschützt sind, während die Sensibilität der so verletzlichen

Haut, noch mehr unseres gefährdeten uns so wichtigen Auges eine besonders feine ist. Innere Organe besitzen nicht die Art der Tast- und Schmerzempfindung wie die Haut, aber auf Dehnung eines Hohlmuskelorgans erfolgt der warnende Schmerz wie das Notsignal der Dampfpfeife, ebenso manchmal auf ungenügende Blutversorgung, also Erstickung von Herzmuskelteilen, so daß der Schmerz den Gehenden zwingt, auf der Straße stehenzubleiben. Sofort bedarf dann bei Körperruhe der ungenügend mit O_2 versorgte wichtigste Motor des Menschen weniger Blut, und der Herzschmerz der Angina pectoris schwindet. Die Angst ist nirgends größer und berechtigter als bei schwerer Angina pectoris, ,,weil'' die Funktion dieses Organs, des Herzens, die lebenswichtigste ist, der Schmerz und die Angst das Notsignal der Warnung zur Herzschonung. Es scheint mir tiefer erfaßt, wenn wir nicht die Formulierung wählen, daß jedes Tier seiner besonderen Umwelt optimal angepaßt ist, sondern daß es mit seiner Umwelt eine Funktionseinheit bildet (J. VON UEXKÜLL). Niemand wird das Gift der Kobra, das Geweih des Hirsches anders ansehen denn als Waffe, die Hände mit ihren Nägeln als weniger gefährliches, aber dennoch vollendetes Werkzeug auch für den Kampf, das im Zusammenhang mit unserer Hirnorganisation uns jene an sich wirksameren Waffen der Tiere überflüssig macht, schufen wir doch die schauerlichsten Waffen auf diesem Planeten als Werk unserer Hände und unseres erfindenden Geistes. Ist ein Geweih oder der Stoßzahn und das dicke Fell des Elefanten ausreichend verstanden, wenn wir die Entstehung und das Bestehen beschreiben, oder Chemismus und Sekretion des Kobragiftes, und die Verwendung als defensive und offensive Waffen nicht als das Wesentlichste ihrer wissenschaftlichen Beforschung anerkennen, eben weil sie einer klaren Aufgabe, also einem Zweck dienen? Es genügt also nicht, das Wie zu beschreiben.

Für das Verstehen der Organisation des menschlichen Auges hat es gewiß größte Bedeutung, wenn vergleichende Anatomie und Physiologie die photorezeptorischen Apparate der ganzen Tierreihe studieren, wenn die Embryologie zeigt, wie verschiedene Keimblätter sich an seiner Bildung beteiligen und wie schließlich die optimale Funktion für die Umwelt des Menschen im Raumsinn des stereoskopischen Sehens des Doppelauges gegeben ist. Enthebt uns aber diese phylogenetische und ontogenetische Betrachtungsweise und die physiologische Optik der Pflicht anzuerkennen, daß das fertige Auge des Menschen vollkommener als jedes Industriefabrikat eine Linse besitzt, die in ihrem Krümmungsradius sich anpaßt auf die Bildschärfe beim Sehen in die Nähe und Weite, wie die menschliche Technik es mit der Glaslinse niemals zu leisten vermag. Ich weiß nicht, ob die Irisblende des photographischen Apparates von der Technik geschaffen wurde als Imitation der Iris des Menschenauges, die automatisch reflektorisch ihre Blendenweite auf die Belichtungsstärke einstellt, und ob die schwarze Auskleidung der photographischen Kamera nicht auf weit einfacheren optischen Überlegungen beruhte als auf der Kenntnis des schwarzen Pigmentes der Choreoidea. Aber immer scheint es mir unmöglich, neben allem notwendigen Studieren des Werdens der Organisation und des Funktionierens des gewordenen Apparates eines Sinnesorgans die schlichte Tatsache in den Hintergrund zu stellen, daß ein Werk vorliegt von so erstaunlichen Ähnlichkeiten mit den Produkten des technischen Erfindungsgeistes des Menschen, die freilich meist unbeholfen und primitiv sind gegenüber dem, was uns als schöpferisch in der Natur erscheint. Ob diese Analogie als zufällig gilt, wie es wohl meist geschieht, ist nicht entschieden: „wär' nicht das Auge sonnenhaft, die Sonne könnt' es nie erblicken" (GOETHE).

Die Tatsache, daß die Natur einen so vollendeten Motor

wie das Herz in Millionen von Exemplaren täglich auf die Welt wirft, wie ihn die menschliche Industrie nicht annähernd gleichwertig zu liefern vermag, darf nicht dadurch in ihrer Dimension verkleinert werden, daß man sich durch die Zeitlupe von Jahrmillionen oder durch Erbgesetze, also durch phylogenetische und ontogenetische Betrachtungsweise, etwa durch Entwicklungsmechanik oder gar durch Zufallstheorien darwinistischer Epigonen den Blick für die unfaßbare Großartigkeit des Schöpferischen trüben läßt. Auch die embryonale, entwicklungsgeschichtliche Betrachtungsweise, die aus dem ursprünglich Einfachen das Verwickelte ableitet, zeigt zwar das Werden auf, vorwiegend morphologisch, ähnlich wie die Phylogenese, aber ich kann nicht sehen, daß hierdurch das Gewordene, Fertiggestellte, etwa das menschliche Herz, als vollendeter Motor, weniger unverständlich bleibt, diese erreichte grandiose Leistung der Natur — hier versagt die mechanische Deutung, wenn sie das Entstandene allein aus Kausalreihen wie gesetzlich erklären will.

Solche Betrachtung legt es wenigstens nahe, auch den „Bauplan" des Kreislaufs oder alle anderen Funktionssysteme zu ermitteln, „als ob" es gälte, eine umfassende technische Anlage in ihrer Leistung betriebstechnisch zu verstehen und deren Betriebsstörungen als Versagen vorhandener komplizierter Regulationen zu erkennen, um dies Versagen zu beseitigen oder ihm vorbeugen zu können.

Es bedarf also der Zweckfrage, *richtiger vielleicht der Sinnfrage*, der Frage nach der Lenkung bei jeder Regulation bis in letzte Einzelheiten hinein. Wir können sie weder bei der Beschreibung der Atemregulation, oder der Kreislaufregulation, noch der Wärmeregulation entbehren, auch wenn wir wissen, daß die Natur für jede Pflanzen- und Tierart mit anderen Regulationen und ganz anderen dazu dienenden Apparaturen die Einheit zwischen Umwelt und Artexemplar geschaffen hat.

Ist es wirklich Anthropomorphismus, wenn wir sinnvolle
Verhaltungsweisen zunehmend in der Entwicklungsreihe
der Pflanzen, mehr noch der Tiere und am ausgeprägtesten
beim Menschen anerkennen? Projizieren wir denn in der Tat
das, was wir aus unserem inneren Leben, der Introspektion,
kennen als Motiv und Handlung, als sinnvolles Verhalten in
die übrige lebendige Welt hinein? Ich meine, wer unbefangen
die Natur betrachtet, begegnet einer Welt, die *wir* nicht anders verstehen können, als daß auch hier ein sinnvolles Verhalten besteht. Gewiß ist es immer nur der Mensch mit seinem begrenzten Denkvermögen, der das Lebendige beobachtet
und nach seinen Fähigkeiten deutet. Aus diesem menschlichen
denkenden Erklären und Deuten sollte sich kein Forscher befreien wollen, denn es ist unsere subjektive Wirklichkeit.

Dann aber ist jede Wissenschaft und gerade biologische
Naturwissenschaft anthropomorph. Was ist in die Tausende
von empirisch gesicherten Feststellungen über die lebendige
Natur von unserer Denkform hineinprojiziert? Ich vermag
wohl zu sehen, daß solche Deutung nur Projektion unserer
Mentalität scheint. Was unterscheidet ein Werkzeug, eine
Maschine, die wir Menschen verfertigen, von dem kunstvollen
Netz, das eine Spinne zu rechter Zeit an geeignetem Ort an-
bringt, „damit" die Fliege als ihre Nahrung sich dort ver-
fängt? Wir wissen, daß die Erfindungen des Menschen sich
„bewußt" vollziehen, nachdem wir die technischen Kennt-
nisse aller vergangenen Generationen verwertet haben, so
daß sich eine umwälzende Erfindung in der so kurzen Spanne
eines Menschenlebens abspielen kann. Von so gearteter Erfahrung ist beim Tier und bei der Pflanze keine Rede, und
eine bewußte Verfertigung, etwa eines Spinnennetzes, würde
uns beim Tier durch die Annahme von „Psychismen" das
Schaffen seines Instrumentes nicht klarer machen als die
Meinung, daß das Tier aus seiner Organisation heraus not-

wendig gebunden ist, seine Leistungen zu vollziehen, also
etwa sein Netz zum Insektenfang. So aber ist es sicher nicht,
daß, weil alles, was sich nicht bewährt, im „Kampf ums
Dasein durch Auslese“ untergeht, nur deshalb das Übrig-
bleibende sinnvoll scheint, wie wohl der Darwinismus einstens
meinte.

Neben dem sinnlosen Zufall einer objektiven Wirklichkeit,
die nach festen Gesetzen uns abzulaufen scheint, steht die
andere subjektive Wirklichkeit von sinnvollen Zusammenhängen im Biologischen, die nicht erklärt aber deutet. So
etwa sagt HEISENBERG und hält die Kluft zwischen beiden
Wirklichkeiten nicht für unüberbrückbar.

Wäre dann aber sogar auch unser schaffender, erfindender
Geist ein Teil jenes wirkenden Naturganzen? Nicht anthropo-
zentrisch scheint mir dieses Glauben, sondern die „Physis“,
die Natur, hat schöpferische Fähigkeiten, und deshalb haben
auch wir sie und erfinden vielleicht verwandter der Natur,
als wir es ahnen, aus ähnlichen schöpferischen Möglichkeiten.
Es bliebe davon völlig abweichend freilich jenes introspektive
Bewußtwerden, als das erfindende Schaffen des um sich wissenden Menschengeistes; in diesem Unterschied des Über-
legens, geschult durch überliefertes Wissen, mag die Erklärung gegeben sein des wesentlichen Unterschieds auch im
Tempo menschlicher Erfindungen. Was verschlägt das für
eine Betrachtung, welcher Jahrmillionen nur quantitativ
verschieden sind von einem Tag. Sollte unser Zeitalter der
Zeitlupe und der Raffung der Zeit im kinematographischen
Film das nicht etwas besser verstehen als jenes, welches nach
DARWIN die natürliche Schöpfungsgeschichte dem Zufall
durch Selektion, Zuchtwahl, Kampf ums Dasein überließ,
durch welche zwar ausgemerzt werden kann, aber nichts
Neues, keine wirkliche Evolution der Arten entsteht?

Uns vermittelt das gesprochene und geschriebene Wort,

Sprache, Schrift und Buch als Geschichte den Fortschritt menschlichen Denkens, gerade auch aller Technik. Damit setzt sich hierbei ohne biologische Vererbung ein Wissen fort vom Erworbenen, so daß wir bei jeder Erfindung die Fortsetzer sein können in der Imitierung auch der Natur. Da kein Mensch in der Kulturwelt auch als Erfinder von vorn anzufangen braucht, etwa als Techniker, im Gegensatz zu allen Tieren, nimmt der Mensch eine völlig bevorzugte Stellung in der Natur ein, ohne hierzu der „Vererbung erworbener Eigenschaften", jenem noch immer ungelösten Problem der Entwicklungsgeschichte, zu bedürfen. Es ist die Überlieferung des geistig und technisch Erworbenen, der gesamten Überlieferung des Wissens und der Erfahrung ohne biologische Vererbung das spezifische Gut des Homo *sapiens*, das uns in dieser Hinsicht allen anderen Geschöpfen überlegen macht. Aber wenn man die ganze Reihe der Erfindungen des Menschen übersieht, in der ganz kurzen historischen Epoche, die uns zugänglich ist, kommt es vielleicht zur Frage: Ist das etwa nur bewußte Nachahmung dessen, was die Natur geschaffen hat? Kein Zweifel, daß in einigen technischen Erfindungen der Mensch der lebenden Natur weit überlegen ist, schon in der Fähigkeit, ein Rad zu bauen, das sich ständig in gleicher Richtung drehen kann. Für differenzierte Lebewesen ist das deshalb unmöglich, weil die Nahrungszufuhr zum rotierenden Gewebe durch Blutgefäße diese zudrosseln müßte. Dennoch sind nicht auch wir Teile der erfinderisch schaffenden Natur, oft auch dann, wenn wir nicht bewußte Nachahmer sind? Bis zur Erfindung des Flugzeuges hat die Sehnsucht des Menschen, seit der Mythos von Ikarus entstand, der mit von der Glut der Sonne verbrannten Flügeln zur Erde stürzte, nie aufgehört, es dem Vogel in den Lüften gleichzutun. Man denke an die Fülle der Zeichnungen und Konstruktionen von Leonardo da Vinci bis zur Rumplertaube und neusten Modifikationen vom Flugzeugflügel, bei denen geradezu die Möglichkeit geschaffen ist, die Flugfedern breit oder schmal zu stellen, oder an die Art des Segelfluges, die ein in den Lüften kreisender Raubvogel ganz gleichartig ausführt. Die Struktur der Spongiosa des Knochens hat nicht den Konstruktionen der Ingenieure in bezug auf Zug- und Druckwirkung zugrunde gelegen und ist doch nach gleichen Wirkungsgesetzen orientiert. So ließen sich zahlreiche Beispiele häufen, daß das Schaffen der lebenden Natur ganz anders erschaffen muß als der erfindende Geist des Menschen, der bewußt aufbaut durch sein historisches Wissen von den mechanischen Fortschritten. Im tiefsten Grunde begreifen wir nicht jene Analogie zur Genialität des menschlichen Erfinders, wenn wir die Werke der Natur als vollendet geeignete Werke eines personifizierten Wesens, der Natur oder der Götter preisen, und überlassen das dem Mythos oder der Religion. Die Unerklärbarkeit sollten wir aber ehrlich gestehen, wenn wir andeuten, daß die Natur (Physis) uns so zu schaffen scheint wie wir, wenn wir sinnvoll handeln und erfinden. Mit dieser Anerkennung des „Sinnes" bleiben wir bescheiden, wenn wir die Unbegreiflichkeit, wie einst du Bois-Reymond in seinen Welträtseln, doch immer anerkennen.

Nur ganz wenige Beispiele mögen willkürlich angefügt sein: eine Wespenart (Eumenes tricolor) lähmt durch Stich und Gift die Nervenganglien für die Motorik von denjenigen Raupen, die ihrer Brut, den Wespenlarven, zur Nahrung dienen sollen. Diese gelähmten Raupen bringt sie in ihr Nest, ein aus Lehmstücken gebautes Säckchen. Die gelähmten Raupen werden gerade nur in derjenigen Menge als lebende Nahrung hineingeschafft — quasi als Frischkonserven, die nicht faulen können —, welche ausreicht, um der Larve für ihr Wachstum die notwendige Quantität an Nahrung zu bieten. Zuletzt wird in das Nest das Ei, zentral an einem Faden hängend, von der Wespe angebracht, die Nesthöhle mit Lehm geschlossen. Holt man, während die Wespe sammelt, die gelähmten Raupen heraus, so sammelt die Wespe dauernd weiter. Füllt man, während sie fortfliegt, die herausgeholten gelähmten Raupen bis zur nötigen Menge wieder nach, hört sie mit dem Sammeln auf. Das Ziel ist also die Quantität bei der Sammlung. Sie muß reichen, bis die aus dem Ei sich entwickelnde Made groß genug ist, ihr Nest verlassen zu können, das ist der Sinn der Sammlung. Die Wespe vollzieht jene „Lumbalanästhesie" genau an den anatomisch richtigen Stellen der Ganglienknoten, Todesfälle bei den Raupen durch schlechte Stich- oder Dosierungstechnik der Wespe sollen dabei nicht vorkommen.

Eine bestimmte Hausfliegenart legt ihre Eier nur in *eine* Heuschreckenart. Dort entwickeln sich, also im lebenden Wirt, die Eier zu Larven. Die Heuschrecke stirbt regelmäßig ab, aber erst, wenn die Larven reif sind, da diese erst zuletzt an die vital wichtigsten, dem Kopf nahen Ganglien, Nahrung verzehrend, herankommen.

Fliegen, deren Stachel Freßwerkzeuge sind, im Gegensatz zum echten Hinterleibsstachel vieler Insekten, sind nur in wenigen Gruppen Blutsauger und stets nur die Weibchen, wie uns das von unseren Stechmücken geläufig ist. Die Männchen leben vom Pflanzensaft und haben nur ein Rudiment von Stachel. Diejenigen Stechmücken, welche Blutsauger sind, bedürfen des Blutes nur als Nahrung zur Eiproduktion; für diese ist das Blut, z. B. bei den Anophelesarten, obligate Nahrung.

Für unsere Stechmücken ist nach J. von Uexküll das Blut in unseren Hautkapillaren und die Haut gerade des Menschen mit ihrem auf weite Strecken von den Mücken wahrnehmbaren Geruch „Umwelt".

Eine Wespe stößt mit dem Hinterstachel durch das Pflanzenblatt nach unten hindurch und trifft die unter dem Blatt sitzende Raupe, die sich aber sofort zu Boden fallen läßt, wenn sie das Insekt wahrnimmt, falls es sich über dem Blatt nicht gut verbirgt.

Allbekannt sind die Beziehungen der Befruchtung der Blüte mittels der Übertragung des Pollenstaubs durch den behaarten Hinterleib der Bienen, die ihrerseits aus den Blüten den Honig saugen, um ihn als ihre Nahrung im Stock zu speichern.

August Bier sagt drastisch, der Eichelhäher sei „viel klüger" wie die Forstbeamten, wenn er auf großen Feldern die Eicheln in regelmäßigem Reihenabstand so einlegt, wie es eine wirtschaftliche Forstverwaltung in den Entfernungen nicht besser vornehmen könnte, und diese gepflanzten Eicheln sind für den Eichelhäher nicht etwa weit auseinandergelegte Nahrungsvorräte. Botaniker und Zoologen, Landwirte, Forstleute und Gärtner werden ganz große Reihen solcher Beziehungen zwischen weit auseinanderliegenden Arten, auch zwischen Tier- und Pflanzenwelt, kennen. Auch der Mensch braucht im Darm seine Kolibakterien, seine bestimmte anaerobe Bakterienflora überhaupt und ist trainiert auf die ihm geographisch-klimatisch oder verkehrstechnisch zugängliche Nahrung.

Fragt man sich, was diese Beispiele sollen, so ist es die Hinwendung auf ein geordnetes, also kosmisches Ganze, welches das ärztliche Forschen dem weiteren biologisch-naturforschenden Erkennen einordnet. Der Mensch als Erfinder und Konstrukteur macht das alles ja ähnlich. Schieben wir aber ein ähnliches sinnvolles Verhalten den Lebewesen unter, so entsteht die Gefahr, daß man nach menschlichem Maß diese oder die Natur als ein final nach Zwecken denkendes Wesen vorstellt, das wäre abwegig. Daß aber gerichtetes Geschehen

in der Natur besteht, unabhängig davon, daß wir es uns
durch Zweckvorstellungen interpretieren, das erkennen jetzt
auch moderne Physiker an. Die beobachteten Korrelationen
in der Natur zwischen weit auseinanderliegenden Lebewesen
— Baum und Bakterien, Insekten und Blüten, Mensch und
Vitamine der Pflanzen — ihrer sind Legion — können kaum
anders gedeutet werden.

Dann läge das Formative, das Schaffende und das Schöpferische für jede Spezies als vollendete Funktionseinheit für
ihre ihr zugehörige Umwelt im Wesen des lebenden Naturge-
schehens. Daß das Tempo eines Menschenalters und das von
Jahrmillionen verschieden ist, schiene nichts wie eine quantitative Differenz, also kein Unterschied im Wesentlichen.
Aber diese Verschiebung auf unendlich lange Zeiträume entspricht nicht einmal mehr unserm gegenwärtigen Wissen.
Die „Schöpfung" dauert an, auch wir stehen mitten in ihr.

Die Naturforschung bemüht sich, viele ermittelten Neu-
erscheinungen als vererbbare Mutationen hinzustellen, die
heute nur von wenigen Biologen noch als Zufall aufgefaßt
werden wie in jenen alten Vorstellungen DARWINS von der
Selektion, der Anpassung, dem Kampf ums Dasein. Sie hat,
soweit ich orientiert bin, eingesehen, wie mangelhaft diese
Erklärungsversuche der durchaus nicht erschütterten „Deszendenztheorie" sind.

Wenn LINNÉ noch an eine Schöpfungslehre glaubte, bei
der alle Arten auf einmal entstanden sind, so ist doch seit
LAMARCK und GOETHE an der „*Evolution*", also der Fort-
entwicklung von einfacheren zu komplizierten Lebewesen für
Botaniker und Zoologen kein Zweifel. Für LAMARCK schien
eine allmähliche Entwickelung vom Niederen zum Höheren
in aufsteigender Folge und in jenen unbegrenzten Zeit-
räumen auf dem Wege des Artenwechsels erwiesen. Aber er
glaubte in den wechselnden Umweltbedingungen den Me-

chanismus der Veränderlichkeit der Art entdeckt zu haben, er bleibt trotzdem für immer der Begründer der *Deszendenztheorie*. Auch GOETHE hält die Außenwelt für umgestaltend bei der unaufhaltsam fortschreitenden Umbildung von Pflanze und Tier, „die Natur kann zu allem, was sie machen will, nur in einer Folge gelangen", „sie macht keine Sprünge". Beide überwerten die Umweltbedingungen. DARWIN sah nicht, daß er mit seinen Gedanken der „Selektion", der „Auslese" des Untüchtigen, also jenen dem „Kampf ums Dasein nicht gewachsenen Tier- und Pflanzenarten", nur eine beschränkende negative Erklärung schuf, denn niemals kann durch Selektion Neuschöpfung entstehen, wohl kann ein Sieg des Nützlichen über das Unzweckmäßige für das Fortbestehen einer Art entscheiden. Was DARWIN wirklich beobachtete, waren offenbar nur „Variationen", also nicht vererbbare oszillierende Modifikationen. Es gibt wohl eine Variabilität durch äußere Einflüsse, etwa wie die Vermehrung der Erythrozyten im Hochgebirge, so auch in den Anden von Peru, es können auch sprungweise Variabilitäten auftreten, wie der Situs viscerum inversus und die Linkshändigkeit. Der Satz von COMENIUS, daß „Natura non facit saltus", läßt sich aber heute an Tausenden von Beispielen widerlegen. 1889 hat HUGO DE VRIES *die Mutationslehre* aufgestellt und begründet. Die „*Mutation*" ist ein plötzlicher, kleinerer, oder größerer Sprung in der Entstehung von etwas Neuem, *alle Zwischenglieder fehlen*, offenkundig erfolgt die Veränderung von innen heraus, denn die Mutation ist bei Pflanzen und Tieren relativ unabhängig von Ernährung, geologischer Unterlage, Klima und anderen Faktoren der Außenwelt. *Die Mutation ist dauernd vererbbar*. NAEGELI bringt als Beispiel die Entstehung der Blutbuche: alle Blutbuchen der Schweiz und Süddeutschlands stammen von einer schon im Jahre 1190 historisch nachweisbaren spontan entstandenen

Blutbuche im Stammberg bei Buch im Kanton Zürich. Seit etwa 750 Jahren sind die Blutbuchen überall gepflanzt worden, sie sind Blutbuchen geblieben, und kein Faktor der Außenwelt ist imstande gewesen, sie zu verändern. Nur gebunden beeinflußt die Außenwelt die Entstehung der Mutanten, wie es MULLER 1927 durch Röntgenbestrahlung zeigen konnte, als er bei der amerikanischen Taufliege 150 Mutanten erzielte, aber da es keine anderen Mutanten waren als diejenigen, die schon in der freien Natur vorkamen, so folgert NAEGELI wohl mit Recht, daß die Veranlagung zur Mutation alles und der Reiz nichts ist, denn nur die sprungbereite Mutation kommt heraus, allerdings unter äußeren Einflüssen sehr viel häufiger als sonst. Während also die „Selektion" DARWINS als Auslese nur ausmerzt, aber an sich niemals Neues schafft, und deshalb für die Evolutionslehre die Entwicklungsgeschichte als machtlos zu bezeichnen ist, ist die *Mutation von* DE VRIES *die größte Beobachtung der noch gegenwärtig andauernden Schöpfung des Lebendigen.* Es bleibt ein unvergängliches Verdienst des Klinikers O. NAEGELI, daß er im Jahre 1912 die Bedeutung der Mutation auch für den Menschen erkannt hat und insbesondere bei einigen Blutkrankheiten das Auftreten der Mutationen auch in der Gegenwart außer Zweifel gestellt hat (Sichelzellen-, Kugelzellenanämie beim Menschen). Es gibt also keine „Theorie" der Mutation mehr, denn sie ist Tatsache, und es gibt sogar ernste Zoologen und Botaniker, welche die Entstehung *aller* Spezies von Pflanzen, Tieren und Menschen ausschließlich auf die Mutation zurückführen wollen. Wie die Mutation entsteht, ist nicht bekannt, aber daß wir die ganze Evolution der lebendigen Natur auf Mutationen zurückführen könnten, das scheint mir eine übersteigerte Idee. Die durch Mutation auch beim Menschen der Gegenwart noch entstehenden Krankheiten sind offenbar sehr zahlreich, so vererbbare Nervenkrankheiten, vererbbare Knochenkrankheiten, bestimmte Blutkrankheiten usw. O. NAEGELI gibt eine lange Liste von Beispielen von genotypisch bedingten Erscheinungen als Mutationen beim Menschen. Auch bei chemischen Anomalien und erbkonstitutionellen Stoffwechselaffektionen, wie der Alkaptonurie und der Zystinurie, vielleicht auch für den Diabetes, soweit er Erbkrankheit ist, liegt das Mutative in der Entstehung einer besonderen Zellart, so daß sekundär diese Zellen für gewisse Leistungen unfähig wären. Die Kenntnis der chemischen Vorgänge erklärt uns also nicht die Ätiologie, sie zeigt uns den Chemismus und Mechanismus, nicht aber die Ursache, diese ist oft vererbbare und vererbte Mutation. — Ich folge hier O. NAEGELI fast wörtlich. Selbst für *die malignen Tumoren* ist heute die Frage voll berechtigt, die SCHINZ, mit NAEGELI unter einem Dache arbeitend, zuerst aufgeworfen hat, ob sie nicht eine „vegetative Knospenmutation" sei, in Analogie mit der Knospenmutation in der Botanik, wie auch K. H. BAUER angenommen hat. Die Anlage ist also alles, der Reiz nur Realitätsfaktor. O. NAEGELI glaubt also nicht wie LENZ, daß Mutationen lediglich durch exogene Einflüsse sich bilden können, aber ihr gehäuftes Auftreten wird durch die Umwelt gewaltig gefördert.

Wir sehen, daß Funktionen im Einzelorganismus vollendet zusammengefügt sind in harmonischer zugeordneter Zusammengehörigkeit, eine Innenwelt mit zugehöriger Umwelt, und dürfen nicht mehr glauben, daß phylogenetische oder ontogenetische Betrachtungen, also Entwicklungsgeschichte und Embryologie, uns darüber belehren könnten, warum jene Wandlung der vererbbaren Mutation sich vollzieht. All diese Studien und so auch die der Partiarfunktionen im Menschen mit ihren Regulationen sind absolut notwendig, um im wissenschaftlichen Verstehen vorwärtszukommen. So großes und ausgedehntes reales Wissen hier erschlossen ist, es darf darüber auch für den naturwissenschaftlich orientierten Arzt nicht vergessen werden, daß im Biologischen ein Etwas sein muß, mag man es Streben oder Lenkung nennen, das eine einheitliche Zusammenordnung schafft, die uns bei unbefangener Betrachtung als nützlich, als vollendet angepaßt erscheint. So bekennen wir uns zur Teleologie. Mir scheint es, daß wir in unserem technischen Erfinden Wesensverwandtes leisten, wie das biologische Substrat, weil auch wir ein Teil des biologischen kosmischen Ganzen sind.

Man wird zu den Eigenschaften des Biologischen, neben den chemischen, physikalischen, physiko-chemischen Eigenschaften, neben denen der Reizbarkeit, der Regulation, der Anpassung, der Spaltung im Sinne ungeschlechtlicher Zeugung und der Kopulation als geschlechtlicher Fortpflanzung der Art, zu den Erbgesetzen doch auch eine Eigenschaft hinzufügen müssen, nur auf Grund der Erfahrung, die als sprunghaft erscheinende Mutation wie ein schöpferisches Gestalten der lebendigen Natur uns scheint. Wir erleben ferner aus unserer Gestaltungsfähigkeit des menschlichen Werkzeuges und der Maschine schöpferische Erfindung, die wir allerdings als unsere Leistung ansehen. Durch alle Trugschlüsse einer Introspektion hindurch, die wir nur zu einem kleinen und sehr verzerrten Teil im sogenannten Ichbewußtsein und in der Fähigkeit des Geistigen, soweit es erfinderisch ist, wahrnehmen, scheint mir die Möglichkeit gegeben, eine biologische Grundeigenschaft aller lebendigen Organismen zu ahnen, die freilich in ganz verschiedenem Grade ein Gemeinsames enthält, *im Sinne selbstschöpferischer Gestaltung*.

Schneidet man den Zweig einer Weide oder einer Rebe ab, so schlägt er Wurzel, wenn er in das Erdreich gesteckt wird, sonst aber kommt es nicht dazu. Es liegt also im Zweige eine immanente Tendenz von undifferenziertem Gewebe, ganz so wie im Knochen die Heilfähigkeit sich nur äußert, wenn er gebrochen ist, wie die Neubildung von Gewebe zur Vernarbung nur zustande kommt, wenn eine Wunde klaffte, welche die Organisation schließen muß, soll der Organismus nicht zugrunde gehen. An diesem Verhalten, das AUGUST BIER in seiner Lehre von der Regeneration breit ausgebaut hat, wird man am besten erkennen, daß ich nicht auf Analogien mit unseren psychischen Verläufen hinaus will, wohl aber den Glauben habe an Ähnliches, wie es BIER als hippokratische „Physis" meint. Erhaltung des Lebens, Fortsetzung des Lebens, Wiederherstellung des Geschädigten, Restitutio ad integrum, Ausstoßung des abgestorbenen Gewebes sind Phänomene vom Sein, Verharren, sich Erhalten, Entstehen, schöpferischem Werden und sich Fortsetzen — Äußerungen biologisch-kosmischer Ziele, auch durch jene stets vererbbaren schöpferischen Mutationen, die keineswegs auch beim Menschen nur Pathologisches hervorbringen. Man kann ernsthaft mit NAEGELI glauben, daß die höhere musikalische Begabung der Kulturvölker einer Mutation vor etwa 300 Jahren entstammt, selbst daß sprunghaft auftretende, gerade einseitige Genialität, Mutation sei, die vererbbar ist.

Wir sind uns bewußt, daß wir hier an Grenzen des Verstandes stehen und daß ein Schauen beginnt, welches sieht, daß das Leben mit kausaler Erklärung allein nicht verstehbar ist, daß diese sich finaler Betrachtungsweise unterzuordnen hat, aber auch diese nicht zureicht. Die Kausalforschung ermittelt die physikalischen und chemischen „Methoden", deren sich „*die Natur*" zu bedienen scheint. Die Ziele des Lebendigen im Einzelnen sind oft erkennbar, erkennbar ist weiter, daß so häufig Leben auf weit auseinanderliegenden Stufen der Entwicklung in gegenseitigen Abhängigkeiten steht, aufeinander angewiesen, zugeordnet, in dem Sinne sinnvoll geordnet, — darüber hinaus, über jenes gestaltende Schauen, sind wir noch nicht gekommen. Die Naturforschung wartet auf denjenigen, der wohl in den Spuren von LAMARCK und GOETHE schreiten wird und einst das Schöpferische mit seinem Sinngehalt in jener Welt fände, in die wir wahrnehmend einbezogen sind, als biologische Teile der lebenden „Natur".

Der Darwinismus führte dazu, daß als Folge jener Erklärungen durch Zuchtwahl, Auslese, Kampf ums Dasein der Entwicklungsgedanke, der auch für die heutige Naturwissenschaft absolut gilt, in der Fragestellung vom Wesentlichen abgelenkt wurde.

Daß die Entwicklung eines Automobils — wir ziehen es nochmals als Beispiel heran — von den Rohmaterialien bis in alle Formungen und Zusammenstellungen beschrieben wird (Embryologie, Ontogenese) oder die Erfindungsgeschichte eines sich fortbewegenden Wagens historisch (Phylogenese) mit noch so vielen Zwischengliedern (Paläontologie — Missing links), gibt, wie wir schon oben ausführten, ein Verständnis für das Fertigprodukt, auch am laufenden Band fabriziert, nebst seinen Fehlleistungen (Mißbildungen), würde aber in der Technik nie als eine Lösung des Problems angesehen werden. Kennt man in einer Autofabrik jede Maschine, die Rohstoffe und die Fertigfabrikate, die Leistung jedes Arbeiters und Direktors, dann ist die Fabrik noch nicht verstanden, selbst dann noch nicht, wenn man weiß, welchem Sinn sie dient, für welches Ziel die ganze Konstruktionsleistung des Werks gedacht ist: die Produktion brauchbarer Wagen. Integriert ist hier in die mechanische Konstruktion der Erfindergeist des Menschen von BENZ bis zum kleinsten Konstrukteur, erst weil wir das wissen, verstehen wir.

Ähnlich bleibt zwar unsere wissenschaftliche Aufgabe des Forschens, die Analyse des Organismus in all seinen Teilen, Funktionen und zusammengeordneten Regulationen. Auch sie scheint mir weder onto- noch phylogenetisch wirklich verstanden, so wenig wie eine Fabrik, denn es bedarf der Synthese, wie alles sich zu Organismen mit ihren zugeordneten Umwelten zusammenschließt.

Gerade die Klinik und Pathologie lehrt die Natur erkennen, nicht nur als die schöpferische. In den defensiven, reparativen, regenerativen, immunisatorischen Funktionen fügt sie zur Natur als Schöpfer die Natur als erhaltendes, ja heilendes Prinzip, offensiv und defensiv, Reparation und Regeneration — zur Natura generatrix, die Natura regeneratrix. Mag das ein angreifbares Glaubensbekenntnis zur „Physis" sein, das andere ignorieren oder bekämpfen mögen, weil die Natur auch Disharmonie, ja Vernichtung ihrer Werke vollzieht. Gemeinsam allen Standpunkten ist für diese letzten Fragen wohl nur, daß wir nicht wissen und nicht das Leben erklären können, weil wir offenbar an den Grenzen stehen der Naturerkenntnis für den Menschen, hier das Ignoramus, ja Ignorabimus.

Das führt den einen zur kritischen Resignation, oder zum leidenschaftlichen Materialismus, den anderen zum deutenden Schauen — das Leben bringt beide Geistesrichtungen hervor, so braucht auch die Klinik als biologische Disziplin beide Mentalitäten unter ihren Forschern. Dann fügt sich zur kausalen Betrachtungsweise die finale, und weiter „die andere Wirklichkeit sinnvoller Zusammenhänge mit ihrer Zusammengehörigkeit im Inneren der menschlichen Seele, die zwar subjektiv, aber nicht weniger kräftig ist, als jene objektive Wirklichkeit" (HEISENBERG).

IV. Psychophysische Verhaltungsweisen.

Ich gehe von unseren eigenen Beobachtungen aus: betrachtet man durch das eingeheilte Zelluloidbauchfenster ein Kaninchen, so beginnt lebhafte Bewegung des gesamten Darmkanals, wenn man dem hungrigen Tier eine Rübe zeigt.

Kneift man es in das Ohr, so stehen unter dem Unlustgefühl die Darmbewegungen still, der Darm wird blaß, nicht anders, als wenn das Tier eine Adrenalispritze erhalten hätte. Das sind die bekannten Feststellungen von KATSCH, wie ich sie oft zusammen mit ihm schon in Altona 1913 gesehen habe. Sie vertiefen den so bekannten Versuch von BICKEL, daß der kleine PAWLOW-Magen mit der Sekretion sistiert, sobald man dem Hunde die Katze zeigt.

Eine Anekdote leitet unmittelbar zur Klinik über: Bei einer Magenausheberung wird ein Fehlen der Salzsäure gefunden, man glaubt, die Magenbeschwerden der Kranken verstanden zu haben, wiederholt, um sicherzugehen, die Prozedur, aber vor dem zweiten Aushebern ist die Krankenschwester eines Sanatoriums ins Zimmer getreten, die Kranke liest, um sich leckere Speisen auszuwählen, ein reichhaltiges Menü. Nun ist normale Säure im Probefrühstück vorhanden. So ist es ganz geläufig, daß wir bei der ersten Ausheberung oft keine Salzsäurewerte erhalten, „weil" die ängstliche Erwartung die Saftsekretion bremst, und umgekehrt ist für den Menschen ganz wie beim Hunde durch PAWLOW die erste Phase der Saftsekretion als „psychische" wohlbekannt, nicht anders wie der Volksmund es für die Speicheldrüsen ausdrückt, daß „uns das Wasser im Munde zusammenläuft", schon wenn wir leckere Speisen sehen. „Schamröte", „schreckensbleich", „Angstschweiß", „Herzensangst", emotioneller Durchfall, Obstipation bei Depression und eine Fülle anderer Erfahrung machen psychophysische Verhaltungsweisen zu einem so sicheren Besitz, wie er für ärztliche Erfahrung kaum reicher zu finden ist. Vorstellung verschiedener Nahrungsaufnahme führt zu wechselnder Zusammensetzung des Magensaftes, ja auch das Pankreassekret und die Gallenentleerung in den Darm reagieren, wie exakt nachgewiesen ist, sei es auf Vorstellung bestimmter Nahrungsmittel, sei es auf Lust- und

Unlustempfindung. Vielen war jener Artist bekannt, der von Klinik zu Klinik reiste und die „Gänsehaut", d. h. die Erektion der Pilomotoren, auf Befehl erzeugen konnte, aber doch nur, wenn er sich intensiv vorstellte, der Arzt mit dem weißen Mantel neben ihm sei ein Schneemann und er stünde draußen in bitterer Kälte, ebenso löste er autosuggestiv durch das Versetzen in eine Angstsituation eine Pulsbeschleunigung aus. Geläufig ist als typischer „Fall" der Theologiestudent neugierig im chirurgischen Hörsaal, der beim Zuschauen bei einer blutigen Operation kollabiert, ebenso wie andere Veranlassung von Ohnmachten bei Affektsituationen; auch nur die Erwartung, daß eine Ohnmacht sich wiederholen könne, genügt oft, sie auszulösen. Von SIEBECK und MARX ist festgestellt, daß die Diurese auf Suggestion von Durst nachläßt, auf Suggestion reichlicher Wasserzufuhr zunimmt.

Scheint es mir doch kein prinzipieller Unterschied, ob eine Drüse mit äußerer Sekretion, wie die Tränendrüse, in emotioneller Situation vermehrt sezerniert, oder eine solche mit innerer Sekretion, wie die Schilddrüse oder die Keimdrüse, veranlaßt sind, mehr ihres Wirkstoffs der Blutbahn zu übergeben. Viele jener Erscheinungen, die nicht nur beim Schmerz, auch bei Angst und Schrecken auftreten, können kausal erklärt werden mit der Ausschüttung von Adrenalin, welches den Blutdruck steigert, den Tremor „wie bei der Angst" erzeugt, die Kontraktion der Arteriolen als „schreckensbleiches Gesicht" in Erscheinung treten läßt, das schnelles Herzklopfen bedingt, und die aufgerissenen Augen mit weiter (Sympathikus-)Pupille und selbst durch den hohen Zuckerspiegel im Blut einen Hinweis gibt, daß auch eine Kohlehydrat-Stoffwechsellage im Zusammenhang mit emotionellen Situationen entstehen kann, die als vorübergehende Zuckerausscheidung auftritt. So läßt sich unbestreitbar aussagen, daß das „sympathische" Nervensystem, philologisch ja das mitleidende ($\sigma\nu\mu\pi\alpha\vartheta\varepsilon\iota\nu$) im weitesten Sinne des Wortes, also daß das gesamte autonome Nervensystem von seinen „Zentren" bis zu den peripheren Erfolgsorganen in Mitleidenschaft steht bei einer Affektsituation, und daß zu den Nervenimpulsen auch gerade zugehörige chemische, nicht nur innersekretorische hinzukommen, so daß nicht etwa nur an Nebennierenmark und Schilddrüse zu denken ist, sicher auch bei der Harnmenge an den Hinterlappen der Hypophyse mit seiner Diuresehemmung. Auch bei den Darmbewegungen, den Gallenwegskontraktionen und denen des Uterus wirkt das Pituitrin aus dem Hinterlappen quasi emotionell fördernd, wie ja die innere Sekretion der Keimdrüsen von größter Bedeutung für das seelische und gesamte charakterliche Verhalten des Menschen ist. Man denke an jene Gemütsschwankungen während der Menstruation, die psychischen Veränderungen der Klimax und den Schaden, den die Gesamtpersönlichkeit der Frau durch eine antezipierte Klimax, die frauenärztlich immer noch nicht genug gefürchtet ist, nimmt. Da auch die Elektrolytverteilung, also die Kationen und Anionen, vom Nerven reguliert werden, darf aber die Möglichkeit affektiver Zusammenhänge mit Humoralem viel umfassender bis in die letzten Zellgeschehnisse hinein gedacht werden — das ist konsequent und nicht utopisch.

Für unser naturwissenschaftliches Denken sind wir noch nicht beunruhigt, solange wir glauben, mit jenen erwiesenen innersekretorischen, ja allgemein humoralen „psychogenen" Zusammenhängen und den veränderten Abläufen am viszeralen Nervensystem auszukommen. Wenn auch der Zusammenhang der Triebe mit biologischen Situationen als gesicherte Erfahrung der Klinik sich nicht mehr innerhalb geläufigen, klassischen, naturwissenschaftlichen Erkennens bewegt. Bei manchem Fettsüchtigen begreifen wir „seinen Hunger" als Ausdruck dieser biologisch falschen Steuerung nicht schlechter als den Hunger eines Gesunden, dessen „Trieb“ Ausdruck ist eines Mangels an Nahrungszufuhr. Wir begreifen wie den physiologischen Durst, so auch den beim Diabetesinsipidus-Kranken, der aus Mangel am diuresehemmenden Hormon der Hypophyse und des Tuber cinereum enorme Wassermengen durch den Harn verliert. Viele Beispiele ließen sich häufen, daß die Triebe gerade wie die Affekte subjektive introspektive Wahrnehmungen sind von biologischen Gesamtsituationen in engstem Zusammenhang mit den vegetativen Nerven.

Wir erkennen aber, und hier scheint sich ein fundamentaler Unterschied aufzutun, Triebe wie Hunger und Durst, Affekte wie Trauer, Zorn oder Angst aus einem Gebiet der Wahrnehmung, die ganz anderer Art scheint, wie die Welt der Objekte, nämlich aus unserer inneren *subjektiven Wahrnehmung* heraus, also der Welt der Gefühle, der Wollungen und Strebungen. Man kann das als „Introspektion“ bezeichnen, und da man es nicht nur für sich, sondern für den Mitmenschen gleichartig annehmen muß, zur Eigenwahrnehmung die „Fremdwahrnehmung“ fügen. Wir bewegen uns, soweit wir von dieser Art Wahrnehmung sprechen, sicher im Gebiet des Subjektiven, Psychischen, Seelischen.

Wenn bisher die klassische Naturwissenschaft die Welt als eine Welt der Objekte erforscht, so entstand hier die Kluft durch die Scheidung unseres Wahrnehmungsmaterials zwischen dem Objektiven und Subjektiven. Mir scheint, daß sie überbrückbar ist, aber auch für biologische Disziplinen nicht so, daß man imstande wäre, die introspektiven Phänomene als die trügerischen zu vernachlässigen.

Wir meinen, wie wir schon wiederholt sagten, daß die Aussagen hart — weich, warm — kalt, blau — rot auch psychisches Wahrnehmungsmaterial sind, das keine Naturwissenschaft entbehren kann, und gerade der klassische Physiker weiß genau mit PLANCK, *daß alle naturwissenschaftliche Erkenntnis auf subjektiver Wahrnehmung beruht.* Gewiß wurden nicht nur die Triumphe der exakten Naturwissenschaft, sondern gerade auch die der Biologie mit ihrer Anwendung auf die Medizin errungen durch die heuristisch brauchbare Hypothese, daß subjektive Wahrnehmungen von Objekten, den Dingen, hervorgerufen werden. Träume, Halluzinationen, Fieberdelirien entsprechen freilich Hirnvorgängen, denen jene reale Außenwelt der Objekte nicht gegenübersteht. Das Überbrücken der Kluft, objektiv-subjektiv oder der anderen physisch-psychisch, scheint mir erkenntnistheoretisch nur so einheitlich möglich, daß beide Gruppen des empirischen Materials auf unserer subjektiven erfahrenden Wahrnehmung beruhen. Ob diese Wahrnehmung uns nur rein introspektives Material bietet, wie etwa bei geistigen Vorgängen, ob sie von beiden Seiten her, der subjektiven und der objektiven, uns Material zu bieten scheint, das „Erlebnis" von Trauer einerseits, das „Ereignis" die Tränensekretion andererseits, oder ob wir endlich in der Medizin mit Phänomenen zu tun haben, die sich für uns restlos in der „Welt der Objekte" abzuspielen *scheinen*, wie etwa ein Magenkarzinom oder eine Lungentuberkulose, das ist, wenn man es sich so überlegt, nichts fundamental Verschiedenes, sondern nur Folge eines methodischen Vorgehens unserer subjektiven Wahrnehmungseinteilung, bei der wir dualistisch ordnen in Subjekt und Objekt — als erkenntnismethodische Trennung des durch subjektive Wahrnehmung uns verschiedenartig Scheinenden. In der Welt der Objekte wird nur das sicherlich subjektive Material der Wahrnehmung vernachlässigt, obwohl es zur Feststellung durchaus dazu gehört. Im Erlebnis dagegen erkennen wir, daß ein „subjektiver" Wahrnehmungsinhalt besteht, der uns als Bewußtseinsvorgang mit einer Sinnsetzung erscheint.

Es gibt nur ein ganzes psychophysisches Geschehen, und

wir reißen es schon auseinander in jenem dualistischen Prinzip, das uns seit DESCARTES beherrscht, wenn wir Psyche und Soma substantivisch einander entgegensetzen und unter dem Dogma denken, als wenn die Psyche wie ein Gegenstand, kausal, auf das Soma einwirkt. Immer wird offenkundig oder verschleiert dabei die Psyche, gedacht als ein Etwas, und zwar ein Immaterielles, das aber dennoch nach den „Gesetzen“ der Kausalität, auf das Materielle, den Körper einwirke.

Das Paradoxe dieser Vorstellung hat in der Geschichte der Philosophie, wie des Naturerkennens stets beunruhigt, es führte zur „Wechselwirkungstheorie“, in der ich nichts anderes sehen kann wie eine mehr oder weniger versteckte Kausalität, wie sollten wir den Begriff „Wirkung“ anders definieren? Es führte dann zum Begriff des Korrelativen, Funktionalen, so daß dem Körperlichen ein Seelisches entspräche. Es führte endlich, namentlich durch FECHNER, zum Parallelismus, der das Problem nicht erschließt, schon weil das Symbol der Parallele eigentlich zum Ausdruck bringt, daß zwei Geraden sich in der Endlichkeit nicht schneiden, jedenfalls lehnen namhafte Philosophen den Parallelismus ab. Wir verstehen aber immer noch nicht, wie die Beziehungen des Subjektiven zum Objektiven bestehen, da Erfahrung uns belehrt, als ob das eine auf das andere „wirkend“ ist.

Ist es nicht vielmehr so, daß ein psychophysisches Gesamtgeschehen, von welchem ein Teilvorgang naiv als eine Welt der Objekte erscheint, zugleich untrennbar in sich ein Geschehen in der Welt des Subjekts enthält, weil eben aus einer einzigen subjektiven Welt Inhalte methodisch durch unser Erkennen als zwei getrennte Vorgänge konstruiert werden, um zu forschender Erkenntnis kommen zu können. Das Wesen des Gesamtvorganges scheint unserer Denkform nicht zugänglich, weshalb jenes dualistische Prinzip Subjekt und Objekt (auch das Subjekt des Anderen) aufgestellt wird. Wir kommen um die Wahrnehmung nicht herum, daß ein Schreck dazu führt, daß Adrenalin ausgeschüttet wird und eine Reihe von „objektiv" faßbaren körperlichen Veränderungen auftreten, „als wenn" die Seele diese Erscheinungen verursacht hätte. Ein Teil des Gesamtgeschehens, dessen Wesen selbst uns verschlossen ist, taucht, methodisch-dualistisch erfaßt, introspektiv als Trauer auf, ein anderer subjektiver Wahrnehmungskomplex als Träne. Ich glaube, daß wir eine schmerzhafte Gallenblasenkontraktion, eine vermehrte Darmbewegung, eine Ausschüttung des Schilddrüsenhormons oft naiv so beschreiben dürfen, als wenn sie ausgelöst wären von Erregungen, Erlebnissen, also Vorgängen unserer introspektiv erfaßbaren Welt. Dabei pflegen wir den mir an sich problematisch erscheinenden Ausdruck eines von der Psyche erzeugten Vorganges, also den der Psychogenie, anzuwenden. Der Arzt kann für den Einzelfall sehr wohl die Frage aufwerfen, ist hier ein grobes körperliches Phänomen Ausdrucksform einer Gesamtsituation, zu der auch introspektive emotionelle oder triebhafte Wahrnehmungen untrennbar gehören, oder liegt keine Nötigung vor, wie etwa bei einem Phthisiker, die introspektive Situation des Kranken besonders zu beachten. Daß auch sie, gerade bei diesem Beispiel, gar nicht fehlt, ist uns ja besonders geläufig, wenn wir von der Euphorie oder der erhöhten Libido beim Lungentuberkulösen sprechen. So glaube ich, daß die Beschreibung beider Teile der subjektiven Wahrnehmung einer Gesamtsituation oft ausreicht, als einer zwar üblichen, aber künstlichen Trennung. Dürfen wir aber das Psychische des einen Wahrnehmungsinhaltes (also des introspektiven) als Ursache des anderen wirklich ansehen? Denn die Kausalität hat ihre Daseinsberechtigung, so meinen wir, unter der Abstraktion des Bestehens einer Welt der Objekte. Daß sie auch hier nur begrenzten Wert besitzt, ist das Ergebnis der modernen Physik unserer Tage, weil die Objektivierbarkeit der Welt gescheitert ist. Für den Mediziner, der sich gerade mit jenem Organismus zu befassen hat, von dem er durch seine eigene Wahrnehmung innerer Vorgänge und analoger seiner Mitmenschen soviel erfährt, sollte das Bezugssystem von Ursache und Wirkung zwischen dem introspektiven Material und demjenigen, das naturwissenschaftlicher Forschung zugänglich ist, eigentlich dauernd stören.

Prüfen wir also, ob diese Einstellung praktisch möglich ist? Wir sagten bisher, weil das Kaninchen die Rübe sieht, kommt der Darm in Bewegung, wir sagen jetzt: die subjektive Wahrnehmung der Rübe beim hungernden Tier versetzt es in eine Gesamtsituation, bei der es sich wahrscheinlich, wenn es vom Introspektiven uns berichten könnte, äußern würde, daß es sich auf das Fressen freut, wir aber registrieren als eine Ausdrucksform dieser Gesamtsituation die vermehrte Darmperistaltik objektiv. Sind es beim Tier weniger sichere Zeichen, die uns Ausdrucksform seiner Lust- und Unlustempfindungen sind, Zeichen, die aber schon beim Hunde einen Grad von Wahrscheinlichkeit erreichen, daß wir mit Bestimmtheit aussagen, daß er Freude, Trauer, nicht nur Schmerz introspektiv empfindet, ja selbst, wie jeder Hundefreund und Jäger weiß, relativ komplizierte „Überlegungen" anstellt, so sind wir für den Menschen vollkommen außerhalb eines Zweifels.

Bei den einfachen Sinneswahrnehmungen meint man wohl, daß es sich noch um den Bereich psychophysischer „Koordination" handelt. So, wenn etwa bestimmte Lichtschwingungen, die unseren Photorezeptor, also das Auge, treffen und von der Retina aus durch die anatomisch bekannten Sehbahnen bis zur kortikalen Sehsphäre geleitet werden und nun die subjektive Wahrnehmung rot oder blau im Raume

uns erscheint. Solche Sinneseindrücke sind es ja, auf denen
schließlich auch jene Wahrnehmung als Voraussetzung für die
Konstruktion des klassischen physikalischen Weltbildes beruht, das wir losgelöst vom Subjektiven nicht wahrnehmen
und nicht erleben können, also niemals „das Ding an sich".

Es scheint wohl allen Psychiatern das Wort „Psychogenie" praktisch so bezeichnend, daß es vergebliches Bemühen sein würde, es ausmerzen zu wollen, obwohl ich mich
nicht damit abfinden kann, den Begriff der Seele, als einer
immateriellen geistigen Abstraktion, kausal mit dem physikalischen Begriff des Mechanismus, als auf den Körper ein-
wirkend, zu denken. Nach dem oben Gesagten könnte man
auch in der Diktion sehr wohl von Gesamtsituationen sprechen
oder von psycho-physischen Verhaltungsweisen, die sich uns
mehr oder weniger bewußt einerseits als Erlebnisse offenbaren
und andererseits wie objektive Geschehnisse wahrgenommen
werden, mir erscheint das weder als „Parallelismus" noch
als „Wechselwirkung". Aber von Motiv und resultierender
Handlung, „willkürlicher" Bewegung, reden wir dauernd.

V. VON WEIZSÄCKER sagt mit Recht, es wäre schwer zu
zeigen, wieso der Sprung zur Psyche für eine Ganglienzelle
leichter ist als für eine Leberzelle. Überdies sei gar nicht
einzusehen, warum dieser Sprung bei Funktionen leichter
oder begreiflicher sein soll als bei anatomischen Strukturen.
Es kann sich überhaupt nicht darum handeln, zu fragen, *ob*
es psychogene Organstörungen gibt, sondern *was* man darunter eigentlich zu verstehen hat. Aber auch dies ist nur zu
beantworten, wenn man nicht die Erklärbarkeit voraussetzt,
sondern die Tatsachen des Lebens selbst. (V. VON WEIZ-
SÄCKER, Studien zur Pathogenese, 1935).

Man bewegte sich also, so meint V. VON WEIZSÄCKER, wohl
ganz in Übereinstimmung mit mir, im gewohnten kausalen
Denkschema der Physiologie und bemerkte nicht, daß man

mit dem Übergang zur psychischen Erscheinungsreihe einen
Schritt ins unvergleichbar Andersartige getan hatte. Mit dem
Begriffe der „Psychogenie" ist also wenig zu gewinnen, daß
aber die Einführung des Subjektes in die Pathogenese nicht
nur unvermeidlich, sondern auch fruchtbar zu werden verspricht, darüber scheint VON WEIZSÄCKER gerade wie ich
selbst nicht zweifelhaft. In der „Biographie" des Kranken,
„in der inneren Lebensgeschichte" ist so etwas wie ein ge-
meinsamer Boden für den körperlichen, seelischen und geistigen Anteil der menschlichen Person. Die biographische Methode ist auch nach V. VON WEIZSÄCKER keine Erklärung,
sondern eine Art der beobachtenden subjektiven Wahrnehmung.

Wenn man rein geistige intellektuelle Vorgänge in sich
erlebt oder von anderen erfährt, bis zu den Höchstleistungen
eines überragenden Geistes, wird in der Regel sich das auf
somatischem Gebiete nur in ganz untergeordneter Form
äußern, und dennoch stellen die gesamten Geisteswissenschaften und alle ethischen, ästhetischen Werte unseres Seins,
ferner die Konflikte und Entschlüsse, die in sittliche Taten
auslaufen, ein edelstes introspektives Erlebnismaterial subjektiver Erfahrung dar, die auch mit den subtilsten Methoden
aus der Welt der Objekte nicht zugänglich werden. Wenn
man sie etwa dinglich registrieren wollte, so ist das, was sich
abweichend vollzieht, beim Denkvorgang eines unerfahrenen
Abc-Schützen und den geistigen Vorgängen eines Genies in
der Welt des kausalen Mechanismus methodisch kaum unter-
scheidbar. Außer einigen Ermüdungserscheinungen, die wir
sehr unexakt objektiv erfassen können, verriete nichts den
Unterschied beider, mit naturwissenschaftlicher Methodik
studiert, es sei denn die Sprache oder die Schrift; werden
diese beiden Äußerungen bei einem schweigenden Denkvorgang unterlassen, versagt naturwissenschaftliche Beobach-

tung und Registrierung völlig den Dienst, charakterliche oder intellektuelle Werte zu erkennen. Darauf also, auf das Versagen der exakten naturwissenschaftlichen Methoden für den Nachweis .des Geistigen und den Vorgang des Denkens kommt es uns hier wieder an, denn die Objektivierbarkeit versagt in der Welt des Geistes.

Man wird einwenden, daß hier Selbstverständlichkeiten ausgesprochen werden. Es wäre ein leichtes, aufzuzeigen, daß dem nicht so ist und nicht nur im medizinischen Schrifttum der Gegenwart immer und immer wieder zu lesen ist, daß die Psyche Ursache ist für eine körperliche Erscheinung, wobei man merkwürdigerweise vom Somatogenen des Psychischen kaum spricht.

Mediziner nannten das vegetative Nervensystem das Erfolgsorgan der Psyche und umgekehrt das Gehirn das Erfolgsorgan des vegetativen Nervensystems. Ein Autor, der zwar die Triebe nicht lokalisieren will, sucht sogar den Sitz der Seele im Höhlengrau des dritten Ventrikels. Ganz unberührt von der Schwierigkeit, also wohl als seelischer Materialismus, wird der Kausalzusammenhang als ein selbstverständlicher oft hingestellt. „Organkrankheiten aus seelischer Ursache", „Wirkungen der Psyche auf den Körper", „Krankheiten der Affekte haben auch körperliche Folgen", „psychische Ätiologie" usw.

Die Beispiele aus der medizinisch-klinischen Literatur ließen sich gewaltig häufen, es scheint mir im Bewußtsein der meisten Ärzte naiv, vielleicht sogar praktisch brauchbar die Meinung einen kausalen Zusammenhang zu unterstellen, ganz wie etwa bei Vorgängen, die an Objekten beobachtet werden. Es ist ein praktischer resignierter Ausweg, daß wir die Prägung psychogen als bequeme Ausdrucksform bestehen lassen, wenn wir uns bewußt bleiben, daß er nichts ist als eine Verständigung mit unzureichenden Ausdrucksmitteln.

Selbst der Parallelismus ist auch eine nützliche Fiktion, theoretisch anfechtbar, aber praktisch brauchbar. VAIHINGER selbst erklärt jene Hypothese nicht bloß als unhaltbar, sondern auch wertlos, wogegen sie als Fiktion geradezu unschätzbare Dienste leiste. Ich meine nicht, daß es eine Inkonsequenz ist, wenn man in klinischer Forschung rational vorgeht nach den Grundsätzen einer mechanistischen Deutung, die man auch Materialismus nennen kann, wenn damit nicht ein weltanschaulicher Materialismus gemeint ist, den ich völlig ablehne. Trotzdem muß man anerkennen, daß uns Probleme in der Klinik auf Schritt und Tritt begegnen, die nicht mechanisch zu erfassen sind. Metaphysik ist heute wieder ein anerkannter, durchaus wissenschaftlicher Teil der Philosophie geworden, JASPERS, der ja von der Medizin ausgegangen ist, widmet ihr in seiner dreibändigen Philosophie einen ganzen Band. Es ist unrichtig, wenn man das nicht in den Rahmen mechanistischen Erkennens Hineinpassende sofort mit „Mystik" bezeichnet, um es damit als unwissenschaftlich zu kennzeichnen. Ich bin nicht der Meinung, daß Kausalität und sinnvolle Ordnung unüberbrückbare Gegensätze sind, ich sehe darin nichts von einer Konzession, sondern eine Notwendigkeit für jeden Arzt, der Erlebnisse seines Kranken anerkennen muß, er hat mit dem Verstand und mit der Vernunft zu arbeiten, würde JOHANNES MÜLLER sagen. Daß naturwissenschaftliches Erkennen auch ein mechanisches sein muß, ist selbstverständlich. Wenn wir das nicht gleichsetzen mit „Materialismus", so tun wir es nur deshalb nicht, weil „Materialismus" eine Weltanschauung oft sein will, während Mechanismus eine Methode ist, die innerhalb der Naturwissenschaft nötig ist, sich aber nicht anmaßt, Philosophie oder gar Weltanschauung zu sein. Diejenigen klinischen Methoden, welche die körperliche Seite des Geschehens zum Gegenstand haben, müssen mit mechanischen Kausalreihen forschend analysiert werden. Wenn aber die Assoziationspsychologie, die Psychoanalyse, die Charakterologie glaubt, innerhalb des mechanischen Weltbildes zu bleiben und sich atomistisch, mechanischer Erklärungsformen bedient, so wendet sie eine für die Naturwissenschaft fruchtbare und notwendige Methode an auf einem Gebiete, bei dem sie nicht anwendbar ist. Ebensowenig wie man vor dem Mechanismus in der Naturwissenschaft Angst haben kann — also dem Kausalitäts-„Gesetz" für die Welt der Objekte —, sollte man bei Erklärungen introspektiver Art, bei seelischen Abläufen Angst haben zu bekennen, daß sie nicht im Sinne der Mechanik meßbar sind, daß sie nicht energetisch beschrieben werden können. Es scheint mir in der Gegenwart geradezu grotesk, zu behaupten, daß die Aufgabe des Arztes sich nur in der Welt der Objekte bewegt, so daß für ihn nur mechanische Betrachtungsweise gilt. Daß übrigens auch dort zur kausalen die finale Betrachtungsweise zu unserem Verstehen hinzukommen muß, wurde erörtert.

Ich hoffe, gezeigt zu haben, daß die nachdrückliche Anerkennung, daß wir uns zweier Standpunkte bedienen müssen, um die Gesamtheit psychophysischer Vorgänge oder psychophysischer Abläufe zu verstehen, soweit wir das überhaupt vermögen, nicht ein Dualismus ist, nach dem zwei Welten parallel, also unberührt voneinander, jede in ihrer Eigengesetzlichkeit ablaufen, sondern daß ein lebendiges Geschehen, das wir seinem Wesen nach nicht erklären können, uns nur in Teilen mit zwei subjektiven Wahrnehmungsmethoden zugänglich wird, nie lückenlos als Ganzes, als welches wir es hypothetisch, metaphysisch, also philosophisch-geisteswissenschaftlich, annehmen müssen. Teilvorgänge werden uns mit extrospektiver Methodik, also der naiv mechanisch-kausal-naturwissenschaftlichen zugänglich, ein Teil mit introspektiver psychischer Erfahrung, wobei nicht jene Psychologie gemeint ist, die eine Zeitlang als experimentelle

Wissenschaft die psychischen Verhaltungsweisen in mechanisch naturwissenschaftliches Geschehen auflösen wollte. Derselbe Gesamtvorgang kann zu einem Teil extrospektiv, d. h. dinglich, gegenständlich in einer Teilerscheinung erforschbar sein, wie etwa die vermehrte Tränensekretion, ein anderer Teil des Vorganges als jene Trauer, die wir in uns und von Anderen erfahren. Hinter beiden subjektiven Wahrnehmungen der extrospektiven gegenständlichen und der introspektiven der Trauer mit dem gesamten Sinngehalt, den wir ihr als inneres Erlebnis beilegen, steht ein Gesamtvorgang, zu dem beide gehören durch Phänomene verschiedener subjektiver Wahrnehmungsart. Über die Grenze der subjektiven Wahrnehmung können wir nicht hinaus, beide Wahrnehmungen, Trauer und Träne, sind verschiedene Ausdrucksformen eines Gesamtvorganges, der, soweit wir ihn nicht wahrnehmen können, im Unbekannten, richtiger Unerkannten, bleibt. Das scheint mir nicht irrationale Mystik, sondern wissenschaftliche kritische Einstellung, zu deren Wesen gehört, daß sie, wie jede Wissenschaft, die Grenzen der Methoden ihres Gebietes zu kennen hat. Die Schwierigkeit, das Gemeinte mit zutreffenden Worten auszudrücken, liegt auch daran, daß die Sprache sich so gern dinglicher Ausdrücke bedient, und deshalb sind schon die Worte „Vorgang", „Ablauf" Worte aus der mechanischen Anschauungsform der Welt. Ich weiß aber dafür keine besseren zu setzen, denn mit „Idee", „Wirklichkeit der Bilder", einem überdachenden „Bios" scheint mir gar nichts gewonnen.

Es fragt sich, ob wir mit diesem Auswege, daß man das Psychische und Somatische nur als das Ergebnis verschiedener subjektiver Erkennensmethodik betrachten kann und nicht als „metaphysische Sonderheiten, die im Organismus zur Einheit verbunden sind", einen Schritt weiterkommen kann.

Was uns vom Organismus überhaupt zugänglich ist, wird gesehen gewissermaßen wie mit zwei Scheinwerfern, die durchaus nicht sich in ihren Lichtkegeln überdecken, sondern nur weitgehend überschneiden. Damit meine ich Gebiete, die nur introspektiv, solche, die scheinbar nur extrospektiv wahrgenommen werden und endlich das von beiden beleuchtete Gebiet, bei denen die sog. psychischen und sog. somatischen Abläufe wahrgenommen werden, die einen psychisch, die anderen physisch und dennoch als Teilgebiete einer einzigen höheren, nicht rational erkennbaren Einheit. Das war mein Standpunkt, den ich schon nachdrücklich einnahm, bevor die moderne Physik mit HEISENBERG auf ganz anderem Wege zu ähnlichen Konsequenzen gekommen ist, als sie die Unmöglichkeit der Objektivierbarkeit selbst für die leblose Natur feststellte.

Auch die „biographische Methode", so sagt V. VON WEIZSÄCKER, also die Erschließung aus den subjektiven Erlebnissen des Kranken, ist keine Erklärung, sondern eine Art der beobachtenden Wahrnehmung. *Die Krankengeschichte, also die Anamnese, hat den Wert und nimmt für den Arzt den Platz ein, welchen in den Naturwissenschaften die experimentellen oder systematischen Beobachtungen innehaben, sie sind ein positives Ausgangsmaterial.*

Ganz unmöglich aber ist es für die Ärztegeneration der Gegenwart, sich einzubilden, ihre Betätigung sei einzig und allein angewandte Naturwissenschaft und über diese hinaus, d. h. über die mechanische Betrachtung am Objekt, gäbe es keine Aufgabe. Dann wird eine begrenzte Methode völlig unberechtigt verallgemeinert zu einer Weltanschauung, das erst ist jener „Materialismus", den wir bekämpfen und den jeder Arzt schon ausschaltet, wenn er einen Menschen tröstet, ihm zuredet oder ihn suggestiv beeinflußt. Daß hier wichtigste ärztliche Aufgaben vorliegen, kann wahrhaftig nicht bezweifelt werden, und da es heute nicht allein naiv, sondern systematisch, manchmal sogar klug, als Psychotherapie mit Erfolg vorgenommen werden kann, müssen wir es anerkennen. Mechanismus als Methode ist unentbehrlich und ist bester naturwissenschaftlicher Besitz, den auch wir Ärzte ständig brauchen, aber außerhalb des Mechanismus hat sich uns ein riesiges — wenn es kritisch verwertet wird — wertvolles Erfahrungsmaterial erschlossen, mag es auch stets trügerischer sein, weniger exakt experimentellen Feststellungen zugänglich und deshalb nicht mit Maß und Zahl zu meistern. Weltanschaulich sei der Arzt nicht mehr, wie in einer kaum verflossenen Epoche, rationalistischer Materialist. In seinen Methoden, den exakten, objektivierenden, bediene er sich der mechanistischen Naturwissenschaft für die Forschung, für das Experiment, wie für die diagnostischen und therapeutischen Aufgaben, er vernachlässige aber auch nicht das nichtmechanistisch Erfaßbare, weil es gerade beim Menschen ihm durch Erfahrung, Empirie, unmittelbar zugänglich ist, zum Material seiner Wahrnehmung gehört und ihm unbedingt notwendig ist zur Deutung des Verhaltens seines Patienten, seiner Klagen, ja zum Verstehen vieler körperlicher Erscheinungen, die empirisch unleugbar in einer Beziehung zu seelischen Situationen stehen, an die wir aber mit der zu begrenzten Gesetzlichkeit Ursache — Wirkung nicht herankönnen, z. B. das biographische Material des Kranken.

Ich meine, wem dies zu theoretisch ist, der müßte unseren Standpunkt an Beispielen verstehen: man trinkt ein paar Glas Wein, das Gesicht rötet sich, die Augen glänzen, die Bewegungen werden lebhafter, die Sprache lauter, bei größeren Dosen wird das Sehen verschwommen, der Gang taumelnd. Gleichzeitig verrät uns die Unterhaltung (Fremdwahrnehmung), daß auch introspektiv der Berauschte verändert ist, eine Charakterverschiebung ist eingetreten, fröhlicher, ungehemmter oder heftiger, selbst taktlos erscheint er, durchaus auch dieses ist Wahrnehmungs-Material für uns, ja oft das deutlichere, bis zu seinem heulenden Elend, also Wandlung der gesamten Persönlichkeit. Der Alkohol hat die Gesamtsituation des Menschen verändert, es besteht eine veränderte Verhaltungsweise auf beiden unlösbar zusammenhängenden Gebieten. Davon wird einiges uns objektiv erkennbar, oft mehr sogar subjektiv, die introspektiven Phänomene beim Rausch sind uns an diesem Beispiel so geläufig, da wir fast alle sie von uns selber kennen.

„Kann man den Rausch nicht einmal psychologisch verstehen, wie sollte man ihn, noch viel primitiver, aus einer chemischen Formel erklären?" V. VON WEIZSÄCKER.

Was vom exogenen Gift dem Alkohol gilt, gilt in ganz gleicher Weise von endogenen Giften: da beobachten wir Gänsehaut, Frösteln, schlechtes Aussehen, es steigert sich zum Schüttelfrost, und der Kranke liegt mit hochrotem Gesicht da, körperlich unruhig, laut delirierend, bis ein Schweißausbruch die Regulierung auf ein normales Temperaturniveau nach einigen Stunden zeigt, und im Blut finden sich Malariaplasmodien oder etwa Streptokokken, dabei Leukozytose, Linksverschiebung, ein hochgestellter spärlicher Urin. Während des hohen Fiebers erzählt der Kranke von seinen inneren Wahrnehmungen, Phantasien des Fieberdeliriums: introspektives Material. In diesem Falle ist das diagnostisch in den Einzelheiten von untergeordnetem Wert.

Bei einer anderen Kranken steht das Charakterliche im Vordergrund: Die junge Frau dringt auf Abtreibung der Frucht, sie wird die Schwangerschaft nicht überleben, meint sie. Alles im Haushalt ärgert sie, sie gerät in Konfliktsituationen, spielt mit Selbstmordgedanken, ist von Eifersucht gequält. Wenn sie nun auch Herzklopfen hat, schwitzt,

zittert, Durchfälle auftreten, sagen wir vielleicht diagnostisch
schief: „alles psychogen". Es ist gerade auf dem Boden der
erfahrenden Wahrnehmung richtiger auszusagen, hier besteht eine Gesamtsituation, wir erfahren von all dem psychisch Emotionellen mittelbar, wir erfassen beobachtend jene
körperlichen Erscheinungen, und nicht ist das eine primär,
das andere sekundär. Das wird uns ganz klar, wenn wir nun
etwa bei genauerer Untersuchung feststellen, ein leichter
Exophthalmus ist doch da, die Lidspalte ist weit, die Schilddrüse etwas vergrößert. Nun wissen wir, vermehrte Schild-
drüsenwirkung, ein etwas verkappter Fall von Morbus Basedow, bei dem so oft gerade die charakterlichen Veränderungen
mehr Kardinalsymptome sind wie die körperlichen. Hier hat
ein endogenes Zuviel toxisch gewirkt, wie beim Rausch ein
exogenes Zuviel — im Kolleg spreche ich gerne vom Schild-
drüsen-„Schwips". Die veränderte Gesamtsituation ist in
beiden Verhaltungsweisen deutlich, auch die geänderten
psychophysischen Abläufe sind Ausdruck eines veränderten
Wesens auf toxischer Grundlage, wobei übrigens die Hyper-
thyreose sehr selten das Primäre ist.

Wir sehen, daß Alkohol, Schilddrüseninkret, aber auch
Sinnsetzung eines Erlebnisses als Konflikt uns wie Ursachen
scheinen, jedenfalls wie Bedingungen, welche den Gesamtsituationen nicht zufällig voraufgehen, sondern in einem
empirisch gesicherten wie kausalen Zusammenhang stehen,
aber deuten können wir nur einen Teil naturwissenschaftlich-
kausal, einen anderen Teil psychisch, beides ist Inhalt unserer
Wahrnehmung.

Die schweren Anfälle von Herzschmerzen im Zusammenhang mit Emotion, ebenso die Gallenkolik und sehr viele
andere recht reale körperliche Krankheitszeichen erscheinen
so als Ausdruck einer veränderten Situation, die in seelischen
Phänomenen ihren Anfang nehmen kann. Für diese Ver-

136

änderung der Gesamtsituation dürfen wir auch nach Aus-
lösungen fragen, denn der Kummer, der Konflikt, das Fieber-
delirium scheint uns oft hervorgerufen zu werden durch
materielle Anlässe wie all jene körperlichen Erscheinungen.
Dennoch sollen wir vermeiden, den Kausalnexus in der Form
anzusehen, daß die Seele auf den Körper, der Körper auf die
Seele wirkt, vielmehr haben wir es mit Situationen zu tun,
die wir im Seelischen, wie im Körperlichen subjektiv wahrnehmen, aber der Gesamtvorgang bleibt uns verschlossen.

Ein beginnender Infekt zeigt sich oft genug zuerst in der
Charakterveränderung: wir sind verstimmt, verärgert, deprimiert, „nervös", erst tags darauf zeigen der Schnupfen
oder die Halsschmerzen, daß wir schon endogen vergiftet
waren, ehe die körperlichen Manifestationen sich zeigten,
ähnlich ist die Benommenheit eines Typhuskranken, ähnlich
das Delirium eines Fiebernden, aber auch schon das Verhalten eines Menschen, der durch ein sehr heißes Bad in
Hyperthermie mit Delirien versetzt wird, zu verstehen. Ausdruck der psychischen Sphäre für ein verändertes Gesamtverhalten ist die Verstimmtheit eines Ikterischen, die Reizbarkeit, oder das Versagen in den geforderten Berufsauf-
gaben, die häufig zugehörige charakterliche Situation des
Hypertonikers, nicht anders wie jene Größenideen, geistigen
Einschränkungen, erotischen Entgleisungen oder die veränderte Merkfähigkeit schon im Beginn der anatomisch wohl
definierten progressiven Paralyse. Ja exogene wie endogene
Gifte sind in kleineren Dosen weit eher am psychischen Verhalten erkennbar als an anderen klinischen Symptomen. So
wird das Charakterverhalten oft feinster Test, wertvolles
klinisches Symptom veränderter Gesamtsituation, das mag
ärztlich selbstverständlich scheinen und ist dennoch in der
Praxis in seinen Konsequenzen noch nicht geläufig genug. So
manches sogenannte neurasthenische Verhalten ist Ausdruck

eines Vergiftungssymptoms oder allgemeiner, einer auch stofflich faßbaren Veränderung im Organismus: die Verstimmtheit, auch Erregtheit bei hochgradiger Anämie, der „Neurastheniker" mit positiver Wassermann-Reaktion, dessen Nervosität durch antiluetische Kuren geheilt wird, die geringsten Grade der Thyreotoxikose, die zunächst am Affektverhalten auffallen, wenn etwa die Grundumsatzsteigerung noch fehlt, die Tachykardiebereitschaft als „Herzneurose" oder emotionell gedeutet werden, der erregte schlaflose Mensch, der durch kleine Schlafmitteldosen der Barbiturpräparate wieder leistungsfähiger wird, den beruflichen Aufregungen besser gewachsen ist. Ich bin oft versucht, von einer Pharmakotherapie für den Charakter zu sprechen — einer „*Charakterapotheke*".

Ein Abiturient ist glücklich, daß er nicht mehr nachts mit starkem Kaffee oder Kola sich wachzuhalten braucht, jede Schläfrigkeit ist verschwunden, er lernt seine Horaz-Oden spielend, während es ihm vor wenigen Tagen, noch große Mühe machte; eine kurze Reihe von Tagen und er ist an einer akuten Encephalitis lethargica (Economo) gestorben. In der Zeit der zerebralen Reizerscheinungen bestand die Insomnie mit Steigerung der Merkfähigkeit, eine wirkliche Mehrung der Intelligenz, ähnlich wie man die erleichterte, freilich auch unkritische geistige Assoziation während der Morphiumwirkung erlebt oder wie die Steigerung des Mutes als der Fortfall der Hemmung durch Kritik und Bedenken in den ersten Stadien des Rausches wohl bekannt ist: Die humoristische Rede als letzte eines Banketts, die Alkoholausteilung vor Sturmangriffen in Schlachten des ersten Weltkrieges!

Eine bulbäre Sprachlähmung nach einer Apoplexie bei Hypertonus ist verschwunden, aber bei Anwesenheit vieler Ärzte — Stationsvisite — tritt das Symptom doch noch auf, also während einer Affektsituation. Das ist nicht bedingter

138

Reflex oder hysterische Reminiszenz, sondern in der Affektsituation ist das Gesamtverhalten ein anderes, in dieser
äußert sich noch der zerebrale Defekt als gestörte Funktion,
der sonst bereits latent wurde und ausgeglichen schien. Das
Kunststück des dressierten Hundes versagt, wenn viele Zu-
schauer da sind, der Praktitant weiß weniger, wenn er auf-
gerufen ist, als wenn er ungestört auf der Bank im Hörsaal
sitzt, der Staatsexaminand fällt seltener durch, wenn man
ihn, statt im Hörsaal, in einer Einzelprüfung vornimmt, der
Professor wie der Schauspieler sprechen besser bei vollem
Auditorium. Man würde vielleicht ermüdet nachts in der
Stille der Studierstube am Schreibtisch einschlafen, während
man denselben Abend in einer Gesellschaft selbst ohne Alkohol angeregt eine Nacht verbringt.

Es muß offen ausgesprochen werden, daß wir auch für die
Pathologie auf diesem Gebiete nur forschend weiterkommen,
wenn wir endlich ohne Verklausulierung offen anerkennen,
daß wir uns außerhalb des Gebietes exakter naturwissenschaftlicher Methodik und naturwissenschaftlicher Erkennt-
nismöglichkeiten befinden, wenn wir bei einer Psychoneurose
aussagen, daß ein Konflikt aus einer Situation entstanden
ist, der die Persönlichkeit nicht gewachsen war.

Es widerstrebt mir, hier von „Dynamik" zu sprechen, weil
das Wort aus der Mechanik, also der Physik, entlehnt ist, die
zum Begreifen solcher Erlebniszusammenhänge völlig un-
brauchbar ist. Die Bedeutungen von Pflichttreue oder Macht-
wille, von Minderwertigkeitsgefühlen, Verantwortung, Schuld,
Stimmung und Haltung sind gewaltig genug, daß der Arzt
sich mit ihnen systematisch beschäftige, auch sie sind der
Erfahrung zugänglich und zu einer systematischen Erfahrung geworden, in der die Hilfe durch den Arzt keine Utopie
mehr ist. Das hat früher jeder Priester im Heiligtum des
Asklepios gewußt, merkwürdig genug, daß gerade der Arzt

„der HAECKEL-Generation" es problemlos und primitiv in der Art seines Materialismus kaum erkannte.

Aber mir scheint es erst recht unerträglich, bei jedem Individuum, das neurotisch festgefahren ist, die geheimsten Falten seines Wesens aufzudecken und den Neurotiker zum interessanten Dulder zu stempeln.

Die Erfolge der Psychotherapie sind enger, als es die meisten Spezialisten zugeben, denn die unabänderliche Charaktergrundlage ist der Hauptfaktor jeder Neurose (PRINZHORN). „Zuletzt müssen wir allem echten Wachstum weichen, alle schöpferischen Antriebe unangetastet lassen und dem tiefen Hange der Meisten zu lebenshemmenden Hirngespinsten im Einzelfalle immer wieder nachgeben." „Kommt ein ausgewachsener, selbständiger Mensch als Hilfsbedürftiger zu uns, neurotisch festgefahren, lassen uns alle Befunde von naturwissenschaftlichem Exaktheitsgrade im Stich, jede Lehre, die anderes behauptet, fälscht den Sachverhalt. Aber daß wir trösten, aufrichten, Anschauungen verändern können durch Einfluß von Mensch zu Mensch, diese Erfahrungstatsache kann niemand bestreiten, sie reicht in alle einfachsten sozialen Beziehungen bis hinauf zum Führer und Erlöser, eine materialistische Definition solcher Beziehungsmöglichkeiten scheitert. Die Wirkfähigkeit bezieht der Psychotherapeut nicht aus der Medizin, sein Helfenkönnen ist gebunden an Führung, aber er versucht, klarer in die Zusammenhänge etwa einer Konfliktsituation einzudringen — psychoanalytisch, als der Priester oder der Wundertäter". Das hat der leider zu früh verstorbene PRINZHORN, enttäuscht von der Psychotherapie, wörtlich uns so gesagt.

Und weil hier trotz aller psychoanalytischen Verirrungen und des Fanatismus, der zu jeder noch unreifen jugendlichen Richtung gehört, die ein volles Recht hat, sich durchzusetzen, ein ganz großer Teil der ärztlichen Mission, die im klassischen naturwissenschaftlichen Zeitalter verkannt war, zurückeroberit werden soll, müssen wir außer unseren naturwissenschaftlichen Erfolgen, welche für Diagnostik und Therapie in so bedeutender, großer, auch technischer Entwicklung begriffen sind, uns darüber freuen, daß ein uraltes Gebiet für den menschlichen Helfer sich von neuem erschließen soll. Einst ging die Medizin aus von der Einheit des religiösen Helfers und vereinigte Priester und Arzt in einer Person. Mit Hippokrates kam durch kritische Beobachtung die Ratio in die Medizin, und der unerhörte Aufschwung der Naturwissenschaften seit etwa 400 Jahren brachte der Medizin Früchte des Erkennens und wird sie ihr zu allen Zeiten der Zukunft bringen, welche bis vor kurzem das Irrationale auf ein Minimum zurückzudrängen schien. Die Medizin wird immer zu einem quantitativ und qualitativ bedeutenden Teil angewandte Naturwissenschaft sein, in Zukunft durch die moderne Physik noch intensiver, aber wir meinen, daß außerhalb des Mechanismus auch eine unentbehrliche Domäne der Heilkunde in weitem Ausmaß vorhanden sei. Bleiben wir eingedenk, daß schon PLATO im „Charmides" sagt: „Denn das ist der größte Fehler bei der Behandlung der Krankheiten, daß es Ärzte für den Körper und Ärzte für die Seele gibt, wo beides doch nicht getrennt werden kann" — „aber gerade das übersehen die griechischen Ärzte, und nur darum entgehen ihnen so viele Krankheiten, sie sehen nämlich niemals das Ganze. Dem Ganzen sollten sie ihre Sorge zuwenden, denn dort, wo das Ganze sich übel befindet, kann unmöglich der Teil gesund sein."

Sollte das nur für die griechischen Ärzte gelten? — — —

Man kann es kaum verstehen, wenn große Kliniker, um die Einheitlichkeit ihrer naturwissenschaftlichen Weltanschauung sich zu erhalten „die Bedeutung des Seelischen in der personalen Ganzheit negieren und das Psychische nur auf somatische Fundamente gründen wollen". Der Sinngehalt eines Erlebnisses, der geniale Gedanke kann nicht in diese Zusammenhänge klassischer mechanischer Physik gebracht werden. Der Arzt wird zur Erklärung eines Konfliktes, eines Erlebnisses stets den Sinngehalt dieser Situation heranziehen müssen. Von diesem Sinngehalt aus würde er auch dann noch immer ganz wie heute begreifend erklären, ihn erkennend, würde er beruhigen, trösten, stärken, selbst wenn ihm der materielle Vorgang im Menschen als naturwissenschaftlichem Objekt restlos klargeworden wäre. Unsere Beispiele zeigten zur Genüge, daß wir die unauflösbare Verflochtenheit des Psycho-Somatischen nachdrücklich betonen und wissen, wie bis zur Sinnsetzung eines Erlebnisses die engste Verknüpftheit mit den materiellen Abläufen besteht, im endogenen und exogenen Rausch, in der Depression, der Selbstbeschuldigung einer Melancholie, aber immer ist mit beiden subjektiven Erfahrungsreihen zu arbeiten, der empirisch naturwissenschaftlichen und der empirisch psychischen. Die Medizin mag sich von der geisteswissenschaftlichen, jedenfalls aber von der experimentellen Psychologie fernhalten, der Arzt, der sich nicht „einzufühlen" vermag in die Persönlichkeit des Kranken und seine Konfliktsituationen, verkennt die edlere Hälfte seiner Aufgabe. Die „innere Lebensgeschichte" des Kranken, seine Biographie gehört in die Domäne seiner Diagnostik, auch hier sei Therapie so stark wie möglich auf Diagnostik aufgebaut. Aber das Material zur Diagnose empfängt er für das Helfen durch menschliches Verstehen, zum kleinsten Teil aus naturwissenschaftlichem Material, etwa erbbiologischen oder erweisbaren somatischen Krankheitsprozessen, Betriebsstörungen des naturwissenschaftlich erschließbaren Organismus, zum größeren Teil aus jenen Domänen, die wir nicht aus dem Studium der „Welt der Objekte" gewinnen, aber auch aus diesem ebenfalls subjektiven

Erfahrungsmaterial beginnt sich etwas zu formen, was systematisch zu beschreiben ist und deshalb den Rang der Wissenschaft verdient oder zum mindesten verdienen wird, also nicht außerwissenschaftlich ist, wenn auch nicht aus der Biologie im Sinne der klassischen Naturwissenschaft gewonnen.

Es war ein großer Fortschritt, als CHARCOT und die Schule von Nancy von den „Stigmata" der großen Hysterie nachwiesen, daß sie durch Suggestion sämtlich reproduzierbar seien und durch Suggestion ebenso zum Verschwinden gebracht werden können, und die Massenhaftigkeit der Entstehung in der Salpetrière bleibt eine historische Tat für den Beweis des exogenen Faktors der Neurosen. Seit dieser Zeit ist die praktisch medizinische Berechtigung des Ausdrucks der „Psychogenie" eine so unzweifelhafte, daß kein Psychiater und auch kein Internist sie entbehren möchte. Ebenso wie das musikalische Genie nicht durch Klavierstunden entsteht, das mathematische nicht durch Schulunterricht, entsteht der haltlose Psychopath nicht durch das Lebensschicksal. Dem Säugling merkt man nicht geniale Veranlagung an, auch meist die Neurose noch nicht, dennoch besitzt er schon relativ ein Fatum, wenn auch das Leben mit seinen Ereignissen es variiert zu den verschiedensten Verarbeitungen und Graden. Aber das unentrinnbare Schicksal ist das Dogma einer mißverstandenen weil meist nur sehr relativen Erbbedingtheit, nur eine Disposition.

Niemand kann einwenden, warum die Klinik sich mit solchen Problemen überhaupt beschäftigt, denn es scheint mir gerade für den Arzt unabweisliche Pflicht, sich hier wenigstens so weit begriffliche Klarheit zu schaffen, als es für die Grenzen seines Erkennens und Handelns nötig ist. Es würde eine Krise eintreten, wenn wir über manche rein naturwissenschaftlich orientierte Klassiker der Klinik nicht hinauskämen, aber ich halte es für falsche Bescheidenheit, das klinische Ringen der Gegenwart gegenüber jenen Alten als irgendwie epigonal hinzustellen. Wir leben nicht nur in einem Zeitalter, in dem die Medizin als angewandte Naturwissenschaft stolz auf Triumphe des Fortschrittes weisen kann, wie sie nicht größer waren, als AUENBRUGGER die Perkussion erfand, LAENNEC die Auskultation schuf, oder die Klinik von der pathologischen Anatomie, oder der Bakteriologie beherrscht wurde. Das, was, selbst über die Anatomie hinaus, am Lebenden subtile Röntgendiagnostik leistet, das, was physikalisch-chemisches Verstehen an Vertiefung der Medizin gebracht hat, was die innere Sekretion bis zum Insulin, bis zu den Keimdrüsenhormonen uns gegeben hat, die völlige Umwälzung der Diagnostik, die wir als Reformation, auch als Revolution der Gegenwart bezeichnen dürfen, die Vertiefung der funktionellen Pathologie, die ein ganz neues Verstehen z. B. der Kreislaufpathologie ermöglicht, so daß die Akustik der Klappenfehler physikalisch noch auszubauen freilich epigonaler Scharfsinn scheint, bedeutungslos im Vergleich zur Frage, *wie* der Kreislauf reguliert ist und in seine harmonische, optimale Regulation therapeutisch zurückzubringen ist, das alles, neben vielen großen anderen Erfolgen, wie der Heilung durch Vitamine, die zum Teil schon chemisch rein dargestellt sind und die Ernährungsbehandlung befruchten, sind größte Erfolge der Anwendung naturwissenschaftlich kausalen mechanischen Forschens in der Medizin, ebenbürtig den Erfolgen der Technik, Beweis der Brauchbarkeit einer objektivierten Welt. Aber die führende Generation der Gegenwart darf sich daran dennoch nicht genügen lassen.

Der exakteste unter den Naturforschern, der Physiker, stellt „die reale Außenwelt" unabhängig vom Subjekt an den Anfang seiner Forschung, wie PLANCK *es entwickelt hat, statt zuzugeben, daß auch alles, was er feststellt, aus der subjektiven Wahrnehmung stammt.* Er würde, wie PLANCK es ausgedrückt hat, immer im Logischen bleiben, wenn er nur von seinen eigenen subjektiven Wahrnehmungen ausginge, das wäre nach PLANCK der konsequente philosophische „Positivismus". Mit dem entscheidenden Schritt aber, daß jene unbeweisbare Hypothese aufgestellt wird: „es gibt eine reale Außenwelt", wird ein nicht der Physik entnommenes Dogma eingeführt. Alle klassische naturwissenschaftliche Erkenntnis beruht nach PLANCK auf jenem metaphysischen Fundament der Annahme einer realen Außenwelt. Der Physiker darf es, nachdem er es sich einmal im Prinzip klargemacht hat, dann für seine Forschungen, freilich nur scheinbar, vernachlässigen als selbstverständliche Voraussetzung seiner Wissenschaft. Er weiß und ignoriert zugleich, wenn er nun die sogenannten Naturgesetze findet, daß er überall nur von der subjektiven Wahrnehmung mit ihren psychischen Qualitäten ausgegangen ist.

Aber auch weiter erkennt der Physiker, wie NERNST sagt, das, was er als „Naturgesetz" bezeichnet, durchaus nicht allein auf empirischem Wege. „Wenn der empirische Weg ein reiches Beobachtungsmaterial über die Erscheinungen gewinnt und seine Ergebnisse zu regelmäßigen Beziehungen führen, können diese als Naturgesetze bezeichnet werden und erlauben, andere analoge Beobachtungen unter das gleiche gesetzliche Verhalten einzureihen. Aber auch auf dem Weg der Theorie kann an der Hand eingehender Vorstellungen über das Wesen gewisser Erscheinungen, also durch rein spekulative Tätigkeit, neue Erkenntnis gewonnen werden. Neben der induktiven Forschung ist auch die exakte Naturwissenschaft tiefer eingedrungen, wenn sie Theorien schuf, die einer direkten Prüfung durch den Versuch häufig nicht einmal zugänglich waren. Solche Hypothesen also sind auch der Physik und Chemie nötig, um zur Entdeckung neuer Gesetzmäßigkeiten zu kommen. Experimente auf Grund solcher Hypothesen beweisen nicht deren *Richtigkeit*, wohl aber deren *Brauchbarkeit*. NERNST sagt, es spricht alles dafür, daß es Naturgesetze im Sinne unbedingter Gültigkeit nicht gibt, man stets zu Grenzfällen gelangt, in denen das Naturgesetz sogar weitgehend im Stich läßt. Jedes von hervorragenden Zeitgenossen erkannte neue Naturgesetz wird zwar in der künftigen Entwicklung gewisse Einschränkungen erfahren, dafür aber auf der anderen Seite sich für alle Zeiten als der Inbegriff einer gewissen Summe von Wahrheit erweisen." (NERNST in der Einleitung zu seiner „Theoretischen Chemie", 1926.)

Wir sagten aus, daß ein Gesamtverhalten eines Individuums sinnvoll scheint, wenn es Motive hat, Zwecke verfolgt. Hier helfen wir Ärzte unter der festen Überzeugung der Willensfreiheit, moralischen Verantwortlichkeit und werden Suggestion, wie Erziehung stets unter diese Theorie stellen, deren Brauchbarkeit undiskutabel ist. Das mag einen klassischen naturwissenschaftlichen Rationalisten irritieren. Zum Verstehen der Gesamtsituation des Kranken wird der Arzt diese früher unwissenschaftlich scheinenden Begriffe auch dann noch weit besser gebrauchen können, als jene Bibliothek materieller Registrierungen, die unbedingt erforderlich wären, würde ein Anteil der kausal materiellen Auflösung fähig sein. Wir aber meinen, man benötige für viel einfachere Vorgänge, die zwischen Innenwelt und Umwelt beobachtet werden, die Tatsache der Willensfreiheit und der ethischen Verantwortung, und lehnen hier nochmals die Determination oder den schicksalsmäßigen Verlauf einer unentrinnbaren Prädestination ab.

Wenn wir nach einer Ganzheit streben in der Auffassung vom Organismus und der ihm zugehörigen Umwelt gerade unsern Kranken gegenüber, so verlohnt es wohl, doch nochmals wenigstens fragend die zentralen Probleme zu berühren:

Reißen wir nicht durch eine künstliche Zweiteilung Objekt
und Subjekt auseinander? Beruht diese Zweiteilung nicht
auf Beschränktheit menschlicher Wahrnehmung überhaupt?
Gibt es eine Wahrnehmung des sog. Objekts, bei dem nicht
die subjektive Wahrnehmung selbst mit eingeschlossen ist,
da alle Aussagen vom Objekt unsere Wahrnehmung mit enthalten und von dieser nie zu lösen sind? CARUS sagte schon:
„Alles, was wir Außenwelt nennen, ist also genau erwogen
nur ein Teil unseres eigenen Organismus. Der Grund aller
Erkenntnis liegt in uns selbst." SCHOPENHAUER ging so weit,
die Welt der Objekte als unsere „Vorstellung" zu bezeichnen.
Dann aber wäre alles, als das von uns Wahrgenommene, die
sog. objektive Welt, die auch subjektiv ist, und die psychische Welt, aus der wir nie herauskönnen, Körper und Seele
sind nur mehr methodisch brauchbare Gegensätze. Die Teile
der Wahrnehmung in uns selbst, die wir bei unserem Verstandes-
Denken vernachlässigt haben, lassen wir fälschlich beiseite
und konstruieren so irrtümlich eine Welt der reinen Objekte,
zu ihr gehörig auch unser eigener Körper. Auf diese Weise
glaubte sich die exakte Naturforschung wie Physik, oder
Chemie vom philosophischen „Positivismus" befreien zu
können. Sobald wir aber, namentlich beim Menschen, auf
eigene Wahrnehmungen von menschlichen Motiven kommen,
wird uns bewußt, daß wir innerhalb der wahrnehmenden,
subjektiven, psychischen Abläufe uns bewegen, in denen wir
in Wirklichkeit uns ständig bewegt haben, auch wenn wir
vom angeblich reinen Objekt etwa auch nur aussagten, daß
es hart oder weich, rot oder blau, groß oder klein, rund
oder eckig sei, denn auch das waren ja subjektive Sinneswahrnehmungen im Raume erscheinend. Ist denn nicht
der Satz wahr, der seit SCHOPENHAUER in uns besonders ge-
festigt war, daß Ursache und Wirkung nur in der konstru-
ierten Welt der Objekte gilt? Wenn diese Welt der Objekte

immer ein Psychisches mitenthält, nämlich unsere subjektive Wahrnehmung, so will es mir scheinen, daß das Psychische für alles gilt, was zur menschlichen Wahrnehmung gehört. Wir sagen ja auch rein introspektiv beobachtend, daß wir traurig sind, etwa *weil* wir unsere Unvollkommenheit empfinden, drücken uns also auch im Innenerleben kausal aus, und in der Geisteswissenschaft wird ständig, etwa in der Geschichte, von Ursachen und deren Wirkungen gesprochen. Es will mir scheinen, als wenn diese Kausalität der Versuch ist, aufeinander Folgendes als voneinander abhängig besser zu verstehen, und diese Kausalität wenden wir für alles an, was wir wahrnehmen, sowohl in der Welt, die wir ohne weiteres als introspektiv, also als eine psychische erkennen, als auch in der Welt, bei der wir die zugehörige eigene Wahrnehmung vernachlässigen und von Ursache und Wirkung sprechen, als wenn kein Zusammenhang mit dem Introspektiven, nämlich der subjektiven Wahrnehmung, vorhanden wäre. Mir scheint die Kausalität die *eine* Methode zu begreifen auch für alle subjektiven Wahrnehmungsinhalte, aber kein starres „Gesetz", vom menschlichen Geist unabhängig und nicht von einer alles vorausbestimmenden Allgewalt. Mir scheint die Finalität eine andere Methode — dadurch, daß wir nach dem Sinn oder dem Ziel fragen —, wiederum die subjektiven Wahrnehmungsinhalte zum Verstehen zu verknüpfen, trotzdem bleibt als drittes die Willensfreiheit als unmittelbares Innenerleben aus unserer Erfahrung.

Wir sind also für alles an unsere menschlichen, deutenden Zusammenhänge gebunden, Objekt und Subjekt sind eine praktisch, methodische Trennung, wie Körper und Seele der subjektiven Wahrnehmung. Sie sind Einheit, da sie nicht zwei Wesenheiten sind, sondern weil alles nur Anschauungsformen unserer spezifischen menschlichen Wahrnehmungen sind, in der wir uns durch den Wechsel des Standorts und durch Ich und Umwelt mit dem Suchen nach Ursachen und nach Zielen befassen. Subjektive Erfahrung gilt also auch für die „Objekte", ebenso wie für alles andere introspektiv Wahrgenommene.

Gerade der Arzt, der es ständig zu tun hat mit dem seelisch wie körperlich leidenden Menschen, muß mit beiden isolierenden Methoden der subjektiven Wahrnehmung vertraut sein.

Im Grund ist alles, was wir etwa mit unseren Händen, Armen, Beinen zu tun *beabsichtigen*, die unausgesprochenen Pläne unseres Handelns, zunächst, ehe es geschehen ist, unmittelbarste Wahrnehmung des Subjekts in seinem Innenleben und auch nach der in Erscheinung getretenen Handlung bleibt es in Form des Erinnerns an die Absicht und an die vollzogene Tat in unserem Bewußtsein, es sind Motive, auch als Erinnerung an Leistungen, dem Bereich kausalmechanischer Betrachtungsform im Sinne der Physik entzogen. Dabei ist uns nichts, unmittelbarer, also sicherer, gegeben als gerade unser inneres bewußtes Erleben. Der Entschluß eines Julius Cäsar, den Rubikon zu überschreiten, führte, nachdem er in die Tat umgesetzt war, zum antiken römischen Imperium. Wäre ein entscheidender Entschluß, wenn er sich heute vollziehen würde, naturwissenschaftlich festzustellen, ehe „der Würfel fiel"?

Wir verstehen endlich, daß es nicht zwei Bereiche sind, diese erlebte Innenwelt und die wahrgenommene Außenwelt, sondern daß es nur *eine* subjektive Wahrnehmung gibt, auch wenn sie wie von verschiedenen Wegen her uns zufließt und in verschiedener Weise die bewußte Erlebnisverarbeitung findet.

Wenn wir oft von Sinnesempfindungen gesprochen haben, als von subjektiven Wahrnehmungen, so kann ein Mißverständnis entstehen. Sinnesempfindungen sind zwar immer subjektive Wahrnehmungen, es sind aber insofern immer äußere Wahrnehmungen, die nur in der Analyse des Verstandes von der begleitenden Raumempfindung geschieden

werden können. Immer wird die subjektive Wahrnehmung
etwa von rot oder blau mit einer Raumempfindung verknüpft.
Im strengen Sinne sind also innere Wahrnehmungen solche,
die nur mit der Zeit, aber nicht mit dem Raum in Beziehung
stehen. Darum ist die Zeit bei KANT die Form des inneren
Sinnes schlechthin.

Wir lösen uns mit der modernen Physik von der *Gewißheit*,
daß es einen objektiven, von jeder subjektiven Beobachtung
unabhängigen Ablauf von Ereignissen in Zeit und Raum
gäbe, aber wir müssen zugleich mit dem Physiker BOHR betonen, daß *auch in der modernen Physik die raumzeitliche
Anschauungsform und das Kausalgesetz Voraussetzung der
objektiven wissenschaftlichen Erfahrung ist, und Analoges gilt
auch für die Biologie und die Klinik. Das objektivierende Weltbild des Menschen ist für die Forschung in der medizinischen
Wissenschaft ebenso unentbehrlich wie für Chemie oder Technik,* ja es hat bewiesen, daß es „brauchbar“ ist bis zu genialen
Erkenntnissen und den unerhörten sich ständig steigernden
naturwissenschaftlichen Findungen, bis zu technischen erfolg-
reichen Erfindungen. „Es darf aber darüber nicht vergessen
werden, daß jede Maschine, ebenso wie das ganze Begreifen
der naturwissenschaftlichen Vorgänge, ein Produkt des
menschlichen Geistes ist, und es ist an der Zeit, die alte Frage
nach der Erfaßbarkeit der Wirklichkeit durch das Denken aufs
neue zu stellen“ (HEISENBERG).

„Fast jeder Fortschritt der Naturwissenschaft ist mit
einem Verzicht erkauft worden, wir müssen zugeben, daß
ein von Natur Blinder die ganze Optik lernen und verstehen
kann, daß er aber durch dieses Studium doch nie die ge-
ringste Kenntnis dabei erwirbt, was Licht sei. Es hat sich
die objektive Welt der Naturwissenschaft in einer merkwürdigen Weise gewandelt. Der Wunsch, die Welt zu beschreiben in einer Weise, bei der von unserem eigenen Denken

und Handeln ganz abgesehen werden kann, sollte Ungenauigkeiten und Irrtümer ausschließen, aber schließlich
handelt die Naturwissenschaft nicht mehr von der Welt, die
sich uns unmittelbar darbietet, die anschauliche Erfahrung
mußte darunter leiden" (HEISENBERG).

Man wollte sich vor Sinnestäuschungen sichern, indem
man meinte, sich nur an das Objektive zu halten, darüber
vergaß man, daß auch das Objektive Produkt und Abstraktion unserer snbjektiven Wahrnehmung ist.

J. VON UEXKÜLL sagt: „es prägt jede Handlung, die aus
Merken und Wirken besteht, dem bedeutungslosen Objekt
ihre Bedeutung auf und macht es dadurch zum subjektbezogenen Bedeutungsträger in der jeweiligen Umwelt." Von
diesem Merken und Wirken eines lebenden Wesens, das wir
am genausten ständig vom Menschen durch Sprache und
Schrift und am überzeugendsten, selbst wenn es in aller
Stille verläuft, von uns selbst erfahren, hat die von der
klassischen Physik geführte Naturwissenschaft überhaupt
kaum Notiz genommen, indem sie sich nur für das Objektivierbare interessierte, in der Meinung, das Subjekt ausschalten zu
können.

Schluß:

Es handelte sich für uns in dieser Schrift darum, daß die
Bedeutung der von der modernen Physik vollzogenen Wandlung für das Weltbild des Arztes geprüft werden sollte.

Diese Bedeutung beruht aber darauf, daß der Mechanismus
sich mit seinen eigenen Waffen geschlagen hat, denn in der
Atomphysik zeigte sich, daß die Voraussetzungen der klassischen Physik, die Welt nur durch Verstandeshypothesen zu
erklären, gewaltsam sind und daß die Widersprüche, die in
der klassischen Physik mit dem Erfahrungsweltbild sich
zeigten, sich immer mehr vertieften.

Dadurch werden die Widersprüche, welche gerade die
Medizin gegen die Physik immer geltend machte, nachträg-
lich von der Physik selbst anerkannt. Das ärztliche Weltbild
ist also rehabilitiert, und die Biologie bekommt mit der Anerkennung vom „Sinn" als eine von der Physik unterschie-
dene, aber gleichberechtigte subjektive Erkenntnisart ihren
eigenen Rang angewiesen, der nach unserer Meinung sogar
ein übergeordneter ist.

Die Bedeutung der Physik ist damit durch sie selbst begrenzt. Niemals wird es möglich sein, auch für die moderne
Physik, etwa das Weltbild zu entwickeln, mit dem ein ärztliches Weltbild kongruieren könnte.

Was auch immer die moderne Physik an Folgerungen und
Entdeckungen aus ihren Schlüssen ziehen mag, das interes-
siert den Arzt zwar in hohem Maße, aber seine eigenen Probleme liegen in einer anderen Ebene.

Jetzt ist es die Aufgabe des Arztes, mit dem, was er seit
zweieinhalb Jahrtausenden über die Kausalregel hinaus behauptet hat, hervorzutreten und entscheidend am Weltbild
der Zukunft zu bauen. Jetzt ist ihm — nach Überwindung des
physikalischen Dogmas durch die Physik selbst, also einer
absolutistischen Alleinherrschaft des Kausalitätsgesetzes, an
das auch wir gefesselt waren mit unsern Vorstellungen —
die Aufgabe zuteil geworden, zu sagen, wie der Arzt denn
nun dieses Weltbild sich deukt.

Wir sind vom naiven Weltbild ausgegangen und werden
uns im praktischen Leben kaum je davon trennen können,
ähnlich wie wir den Sonnenaufgang und Untergang täglich
erleben, ungestört vom Wissen unseres Verstandes, daß eine
subjektive Wahrnehmung vorliegt, aber „in Wirklichkeit"
die Erde sich in ihrer täglichen Drehung zu ihrer Sonne wendet
oder von ihr sich abwendet. Der Naive bedarf nicht des Ver-
standeswissens, warum wir von der Erde nicht fortgeschleu-

dert werden und mit ihr als Kinder unseres Planeten durch
den Weltraum um die Sonne rasen. Auf das naive Weltbild
hat also die toskanische Physik des GALILEI, haben die
Entdeckungen von TYCHO DE BRAHE, KOPERNIKUS und
KEPLER noch bis heute keinen Eindruck gemacht, für den
Menschen in seinem Alltag, auch wenn er meint, genau zu
wissen, wie es „in Wirklichkeit" ist, aber er kümmert sich,
im Naiven bleibend, kaum darum. Als es der klassischen Physik gelang, immer eingehender die Welt unserer subjektiven
Wahrnehmung umzudeuten, Materie und Energie zu abstrahieren und unsere unmittelbar anschauliche Welt zu verwandeln
in die Atome, die nicht weiter teilbar sein sollten, und in Wellenbewegungen dieser Teilchen und so für unseren Verstand
immer einleuchtender die Mechanik, die Optik, die Akustik
und endlich die elektrischen Phänomene das naive Weltbild
so ersetzten, daß all diese Phänomene meßbar wurden jene
Wellenbewegungen von Teilchen, war das Qualitative durch
Quantitatives ersetzt, und es schien wie ein unerschütterlicher
Beweis der Richtigkeit, daß aus diesen Vorstellungen der
Physik, die als Gesetze aufgestellt waren, sich die gesamte
Technik durch Physik und Chemie entwickelt hat und zu
ungeheuern praktischen Erfolgen führte. Kein Zweifel, daß
diese Produkte des menschlichen Verstandes sich weiter
und immer weiter auswirken werden als Großtaten des Menschen. Vielen Forschern erscheint es so, als wenn nun keine
ungelösten Probleme mehr beständen in bezug auf die
Grundlagen der von der klassischen Physik geführten Naturwissenschaft und Technik.

Aber KANT sagt, „daß die oberste Gesetzgebung der
Natur in uns selbst, das ist in unserem Verstande, liegen müsse
und daß wir die allgemeinen Gesetze derselben nicht von der
Natur vermittels der Erfahrung, sondern umgekehrt, die
Natur ihrer allgemeinen Gesetzmäßigkeit nach, bloß aus den

in unserer Sinnlichkeit und dem Verstande liegenden Bedingung der Möglichkeit der Erfahrung suchen müssen.

Der Verstand schöpft seine Gesetze nicht aus der Natur, sondern schreibt sie dieser vor." (Prolegomena.)

Wir sahen im voraufgehenden eine Reihe von Unstimmigkeiten, die wir zum Schluß noch einmal aufzuzählen für notwendig halten. Die Atomphysik und die Quantenmechanik hat *erstens* das Dogma von der Unteilbarkeit der Atome im letzten Menschenalter zerstört. Um den elektronegativen Atomkern, um die „Protone", kreisen in Ellipsen die elektropositiven Elektronen als Körperchen, „Korpuskeln", und von diesen zeigte die moderne Physik, daß sie nicht losgelöst von der subjektiven Wahrnehmung zu studieren sind, ja daß es von der Anordnung des Experimentes und von der subjektiven Fragestellung des Experimentators abhängt, welches Resultat gewonnen wird. Das Subjekt ist also auch unlösbar einbezogen selbst in die Ergebnisse der Quantenmechanik und der modernen Atomtheorie.

Die Objektivierbarkeit der Natur, bei der man durch die Physik auf die unmittelbare Anschaulichkeit mit ihren „Urphänomenen", wie GOETHE es genannt hat, verzichtet hatte, ist zur Unmöglichkeit geworden, wie moderne Physiker einsehen: „Jener objektiven Wirklichkeit, die nach festen Gesetzen abläuft, aber das Subjekt mit einbezieht, steht nun die andere Wirklichkeit gegenüber, die wichtig ist, die etwas *für uns* bedeutet. In dieser anderen Wirklichkeit wird das, was geschieht, nicht gezählt, sondern gewogen, und das Geschehene wird nicht erklärt, sondern gedeutet. Wenn hier von sinnvollen Zusammenhängen gesprochen wurde, so handelt es sich um *eine Zusammengehörigkeit im Inneren der menschlichen Seele.* Dieser Wirklichkeit, die zwar subjektiv, aber sicher nicht weniger kräftig als jene andere ist, gilt auch GOETHES Farbenlehre."

154

„Es sieht zunächst so aus, als ob diese beiden Wirklichkeiten für immer als unüberbrückbare Gegensätze einander gegenüberstehen müßten.... Aber die Entwicklung der Naturwissenschaft in den letzten Jahrzehnten hat gezeigt, daß jene Einteilung der Welt in zwei Bereiche doch unser Bild von der Wirklichkeit stark vergröbert." (HEISENBERG.)

Wir haben also *zweitens* zu erkennen, daß der Mensch in seinen psychischen Bereichen, die von der klassischen Naturwissenschaft vernachläsigt werden mußten, eine zweite Art von Zusammenhängen erlebt, die dem ärztlichen Denken und Handeln, soweit darüber nachgedacht wurde, im Grunde noch wichtiger sein müssen als alles, was die klassische und auch die moderne Physik ihn lehren konnte.

Drittens aber, und hier drängen sich sinnvolle Zusammenhänge in der Biologie am deutlichsten uns auf und sind nicht zu erklären, aber dauernd festzustellen, sehen wir im lebendigen Geschehen bei Pflanze, Tier und Mensch diese sinnvollen Zusammenhänge, etwa der Zuordnungen, der Anpassungen, Regulationen, der Lebenserhaltung und Lebensfortsetzung, für die wir auf Zusammengehörigkeiten angewiesen sind, die wir deutend wahrnehmen. Sprechen wir hierbei von „der schöpferischen Natur", so sollte uns immer klar sein, daß wir eine Personifizierung vornehmen der Natur als Schöpferin, die sich nicht wesentlich unterscheidet von einer sprachlichen Ausdrucksweise, die, wie in der Antike, von den Göttern spricht oder in vielen Religionen von Gott als dem Schöpfer „Himmels und der Erden". Es scheint uns nicht vermessen, das Wirken des Lebens, übergeordnet, so meinen wir, dem zergliedernden menschlichen Verstand an die Stelle jener „Natur" zu setzen, deren unklarer Begriff uns darüber hinwegtäuschen soll, daß wir eine Personifizierung in einer objektiven Außenwelt vorgenommen haben, indem wir die lebenden Objekte unserem Ich gegenüberstellen, während wir doch danach suchen, daß diese Dualität zur Verschmelzung gebracht wird als Wahrnehmung des Subjekts.

Wie die moderne Physik jetzt erkannt hat, daß in ihren jüngsten, sublimen Problemen das menschliche Subjekt nicht zu eliminieren ist und die Objektivierbarkeit einer Welt, losgelöst von der menschlichen Wahrnehmung, von ihr aufgegeben wurde, so scheint uns noch gebieterischer das psychophysische Problem zur Einheit zu streben und die Einsicht „sinnvoller Zusammenhänge in der Natur, die im Inneren der menschlichen Seele ihren Zusammenhang findet", zu bestehen.

Das Voraussetzungsfundament der klassischen Physik darf den Arzt nicht hindern, vom naiven Weltbild ausgehend, von der Anschaulichkeit der wahrgenommenen Natur, die von der menschlichen Vernunft nicht zu trennen ist, ein ärztliches Weltbild zu formen, das von jenen Unstimmigkeiten frei ist, in die uns die Hegemonie der klassischen Physik gebracht hat, weil wir der Physik hörige Naturforscher sein wollten und irrtümlich die psychischen Verhaltungsweisen und die sinnvollen Zusammenhänge im Lebendigen als peinlichen Ballast für unser kausales Denken, das nach der Physik orientiert war, empfanden. Nun kann gerade der Eckstein, den die Bauleute der alten Physik verworfen hatten, zum Stein der Weisen werden, wenn der Weise nicht, nach GOETHES Befürchtung, dem Steine mangelt.

Der Arzt könnte zum Hüter des ganzen menschlichen Weltbildes werden und muß seine eigene Stellung zu den wachsenden exakten Naturwissenschaften einnehmen. Der Mensch erkennt eine „neue Wirklichkeit sinnvoller Zusammenhänge" im Lebendigen — Biologischen. Das neue Weltbild eignet sich zum Verstehen jener schöpferischen Leistungen, die er durch die subjektive Wahrnehmung an Pflanze und Tier verfolgt und die er in der Organisation des Menschen beobachtet, und vollends im Seelischen erkennt er die höchsten sittlichen Werte, und er weiß um Bewußtsein, Geist, Verstand, Gefühl, Triebe, Phantasie, Verantwortung, auch mit ihren Trugschlüssen und Illusionen. Mit seinen seelischen Fähigkeiten entwirft jeder das Bild seiner Außenwelt, welches für uns zerfällt, wenn nicht des Menschen Verstand und Vernunft es zusammenhält. Zu diesem Erkennen gehören die subjektiven Wahrnehmungen durch die Eindrücke seiner Sinnesorgane.

Unsere Welt und das Leben überhaupt zu erklären vermögen wir auch jetzt nicht, es scheinen uns Szenen abzurollen, aber wir spielen darin mit und sehen wie in einem Spiegel die wechselnden Bilder, in die wir einbezogen sind.

Eine geistige Renaissance kündet sich an, die einige denkende Ärzte schon seit dem klassischen Altertum geahnt haben und die für uns Ärzte der Gegenwart am stärksten sich durch den Physiologen JOHANNES MÜLLER verkörpert, aber jetzt erst ist wohl der Augenblick dieser geistigen Wandlung endgültig gekommen, nachdem von der exaktesten unter den Naturwissenschaften, von der Physik selbst, ein Umbruch ausgeht, der das subjektive Wahrnehmen in die bis dahin mathematisch, kausal, mechanische, objektivierte Außenwelt nicht nur einbezieht, sondern unsere subjektive Wahrnehmung zum Mittelpunkt alles Verstehens macht, nachdem sich herausgestellt hat, daß die Objektivierbarkeit der „Außenwelt" endgültig gescheitert ist.

Es ist fraglich, ob es ein Weltbild der modernen Physik jemals geben kann. Die moderne Physik muß weiter rechnen und vielleicht noch unanschaulicher werden als bisher. Das Bedeutende ihrer Wandlung, die über ihr Gebiet hinausreicht, liegt in der Vernichtung des alten Weltbildes des reinen Verstandes durch diesen Verstand selbst. Die Überwindung der Verstandeskonstruktion des Materialismus durch den Verstand ist das Werk und unsterbliche Verdienst der modernen Phyik.

Damit ist ihr Verdienst und ihre Aufgabe, an einem neuen
Weltbild zu arbeiten, vielleicht erschöpft. Sie macht gewissermaßen die Bemühungen und lebendigen Erkenntnisse für
die biologische Forschung frei, die aber nun ihrerseits das
Weltbild des kommenden Menschen gestalten muß, das ist
Verpflichtung *innerhalb der dem Menschen gesetzten Grenzen,
aber heute noch keineswegs Erfüllung.*

Unsere Schrift verfolgt das Ziel, aufzuzeigen, daß für den
Arzt nicht graue Theorie geboten wird, wenn sein Weltbild
vom Weltbild auch der modernen Physik gewinnt. Der Arzt
hat gesiegt in Auffassungen und Meinungen, die er schon
lange hegte und nachdrücklich, wie wir sahen, nicht nur ausgesprochen hat, denn wir haben an zahlreichen auch praktisch medizinischen Beispielen gezeigt, daß er sein Weltbild
braucht als Forscher und Arzt, um seine Kranken zu leiten,
zu heilen und als sozialer Helfer für die anderen sich zu ver-
brauchen. Wir Mediziner haben jetzt eine Bestätigung unseres
Weltbildes erhalten, weil die Physik nicht nur ihre Grenzen erkannt hat, sondern das wahrnehmende Subjekt in ihr Weltbild
einbezieht. Daß dies der bisher einseitig, naturwissenschaftlich-
kausal denkende Arzt erfährt, einsieht, ja eine Sinnesänderung
erlebt, scheint mir die größte Aufgabe den scheinbaren Widerspruch zu lösen, zwischen dem kausal analysierenden zergliedernden Verstand und einer synthetisch aufbauenden Biologie,
der ich von Jugendjahren an zustrebte, die sich jetzt erschauen
läßt. Die schöpferische Natur, der auch wir Menschen ange-
hören, darf in ihre Rechte der Spontaneïtät wieder eingesetzt
werden, damit ist auch für uns Freiheit mit Verantwortung
wieder hergestellt. Innerhalb der der Naturwissenschaft neu gesetzten Grenzen bleibt die logische Ordnung aufrechterhalten.
Die Widersprüche sind beseitigt, weil die moderne Naturwissenschaft sich nicht mehr anmaßt umfassende Weltanschauung
zu sein, es vollzieht sich ein Ausgleich alter Widersprüche.

Literatur.

BAVINK, B.: Ergebnisse und Probleme der Naturwissenschaften. 6. Aufl. Leipzig: S. Hirzel 1940.

BERGMANN, G. VON: Funktionelle Pathologie. 2. Aufl. Berlin: Springer 1936. — Die nervösen Erkrankungen des Magens. Referat auf dem Kongreß für innere Medizin in Kissingen, 1924. — Klin. Wschr. Nr. 16, 1937. (Vortrag Gesellschaft Deutscher Naturforscher und Ärzte, 1. Hauptsitzung. Dresden 1936.) — Klin. Wschr. Nr. 16, 1936.

BETHE, A.: Die Anpassungsfähigkeit des Nervensystems. Plastitität und Zentrenlehre. Hdb. d. norm. u. path. Physiologie Bd. 15, 2. Berlin: Springer 1931.

BIER, AUGUST: Die Seele. München: J. F. Lehmann 1939.

BILZ: Pars pro Toto. Leipzig: Georg Thieme 1940.

BROGLIE, PRINZ LOUIS DE: Licht und Materie. Hamburg: H. Govert 1940.

BUYTENDIJK: Kritik der Reflextheorie auf Grund der Erforschung der Verhaltungsweisen beim Tier. Verh. dtsch. Ges. inn. Med. Wiesbaden 1931.

CARREL, ALEXIS: Der Mensch — das unbekannte Wesen. Stuttgart: Dt. Verlagsanstalt.

CARUS, C. G.: Psyche. Bei Alfred Kröner.

DE CRINIS, MAX: Der menschliche Gesichtsausdruck. Leipzig: Georg Thieme 1942.

HEISENBERG: Wandlungen in den Grundlagen der Naturwissenschaft. 3. Aufl. Leipzig: S. Hirzel 1942.

HESS, W. R.: Die Regulierung des Blutkreislaufs. Leipzig: Georg Thieme 1930. — Die Regulierung der Atmung. Leipzig: Georg Thieme 1931.

MACH, ERNST: Die Analyse der Empfindungen. Jena: Gustav Fischer 1906.

MÜLLER, JOHANNES: Phantastische Gesichtserscheinungen. Koblenz: Jacob Hölscher 1826.

PLANCK, M.: Positivismus und reale Außenwelt. Leipzig: Akadem. Verlagsanstalt 1931. — Vom Wesen der Willensfreiheit. Leipzig: Joh. Ambr. Barth 1936. — Das Weltbild der neuen Physik. Leipzig: Joh. Ambr. Barth 1938.

PRINZHORN, HANS: Psychotherapie. Leipzig: Georg Thieme 1929.

SAUERBRUCH, F., u. H. WENKE: Wesen und Bedeutung des Schmerzes. Berlin: Junker und Dünnhaupt 1936.

SÜFFERT, FRITZ: Neue Arbeit an den Fragen der visuellen Anpassung (Referat). Verh. Dtsch. Zoolog. Ges. 1935 S. 248.

SPIEGEL: Die zentrale Lokalisation autonomer Funktionen. Z. Neur. (Referate u. Ergebnisse). Bd. 22, 1920.

UEXKÜLL, J. VON, u. G. KRISZAT: Streifzüge durch die Umwelten von Tieren und Menschen. Bd. 21. Berlin: Springer 1934.

UEXKÜLL, J.: Bedeutungslehre. Leipzig: Joh. Ambr. Barth 1940. — Der unsterbliche Geist in der Natur. Verlag Christian Wegener, Hamburg.

UEXKÜLL, THURE VON: Wissenschaft und Wirklichkeit. Europ. Revue Juni 1941. — Kritische Erwägungen. 2. Jahrbuch geistige Überlieferung. Berlin: Küpper 1942. — J. u. THURE VON UEXKÜLL: Die Antrittsrede von Johannes Müller in Bonn 1824 mit Vorwort und Kommentar. Im Erscheinen Küpper Verlag.

WEIZSÄCKER, C. F. VON: Die Physik der Gegenwart und das physikalische Weltbild. Die Naturwissenschaft Heft 13, 1941. — Die moderne Atomlehre und die Philosophie. Die Chemie 55. Jahrg. Nr. 13/14 u. 115/16, 1942.

WEIZSÄCKER, VIKTOR: Die Neuroregulation. Verhdlg. Dtsch. Ges. f. inn. Med. Wiesbaden 1931. — Studien zur Pathogenese. Schriftenreihe z. Dtsch. med. Wschr., Heft 2. Leipzig: Georg Thieme 1935. — Ärztliche Fragen. 2. Aufl. Leipzig: Georg Thieme.